耳鼻咽喉头颈外科科普知识手册

张标新　刘业海　主编

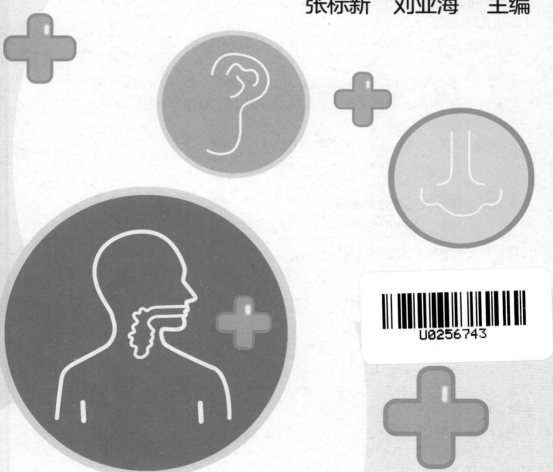

中国科学技术大学出版社

内容简介

本书主要介绍耳科、鼻科、咽喉科、头颈外科各类常见疾病最新诊治技术和疾病日常保健相关知识,旨在帮助耳鼻咽喉头颈外科专业人员开展科普推广工作,提高对社会公众耳鼻咽喉头颈外科常见疾病的自我保健能力,选择最健康的生活方式,用科学正确的方法来维护健康,提升耳鼻咽喉头颈外科疾病防治水平,推动耳鼻咽喉头颈外科学科发展。

本书可作为耳鼻咽喉头颈外科从业人员开展科普工作的参考书,也可为广大人民群众日常保健活动提供科学指导。

图书在版编目(CIP)数据

耳鼻咽喉头颈外科科普知识手册/张标新,刘业海主编.—合肥:中国科学技术大学出版社,2023.8

ISBN 978-7-312-05630-7

Ⅰ.耳… Ⅱ.① 张… ② 刘… Ⅲ.① 耳鼻咽喉科学—外科学—手册 ② 头部—外科学—手册 ③ 颈—外科学—手册 Ⅳ.① R762-62 ② R65-62

中国国家版本馆CIP数据核字(2023)第048389号

耳鼻咽喉头颈外科科普知识手册

ER BI YANHOU TOU JING WAIKE KEPU ZHISHI SHOUCE

出版	中国科学技术大学出版社
	安徽省合肥市金寨路96号,230026
	http://press.ustc.edu.cn
	https://zgkxjsdxcbs.tmall.com
印刷	合肥市宏基印刷有限公司
发行	中国科学技术大学出版社
开本	710 mm×1000 mm　1/16
印张	13
字数	267千
版次	2023年8月第1版
印次	2023年8月第1次印刷
定价	50.00元

编 委 会

前　言

　　随着国家经济建设的迅速发展，互联网信息服务技术的不断延伸，耳鼻咽喉头颈外科正处在全面发展与快速转变的进程之中。由于新技术的迅速普及，新兴交叉学科的日益增多，医疗保健及全周期护理服务的深刻变化，人民对健康保健的需求不断增强，护理科普教育和康复指导已成为临床护理工作中非常重要的部分。

　　根据国家"十四五"规划强化新时代科普工作价值引领功能、提升公民科学素养的工作要求，针对目前临床缺乏系统专业地讲述耳鼻咽喉头颈外科疾病科普知识的书籍的现状，我院耳鼻咽喉头颈外科医学专家、护理学专家、听力学专家等共同努力，系统地编撰了《耳鼻咽喉头颈外科科普知识手册》。本书在编撰过程中，兼顾专业性与通俗性，从临床实践及人民健康需求出发，以一问一答的形式，采用浅显易懂的语言，对耳鼻咽喉头颈外科常见疾病诊疗知识、围术期护理内容及日常预防保健措施，进行系统阐述，纳入最新诊疗护理技术及理念，倡导科学方法，传播科学思想，旨在提升护理人员健康科普教育能力，将受众从患者及家属扩展至普通民众，更大范围、更高层次满足公众健康需求，培养科学健康意识，实施正确健康行为，提高护理服务质量及人民健康文化素养。

　　本书内容分为四章：第一章为"耳科科普知识"，介绍了外耳道炎、外耳湿疹、外耳道真菌病、急慢性中耳炎、突发性耳聋等15种耳科常见疾病诊疗知识、围术期护理内容与日常预防保健措施，以及耳内滴药、耳保健操、新生儿听力筛查、助听器选配等常见耳科技术操作及辅助诊疗服务。第二章为"鼻科科普知识"，介绍了过敏性鼻炎、鼻出血、鼻窦炎、脑脊液鼻漏等9种鼻科常见疾病诊疗知识、围术期护理内容与日常预防保健措施，以及鼻内窥镜手术、鼻内喷药、鼻腔冲洗3项鼻科诊疗护理技术。第三章为"咽喉科科普知识"，介绍了慢性咽炎、急性喉炎、急性会厌炎、小儿鼾症、成人睡眠呼吸暂停综合征、喉癌等12种咽喉科常见疾病诊疗知识、围术期护理内容与日常预防保健措施，以及睡眠监测、电子喉镜、扁桃体切除手术3项咽喉科诊疗护理技术，本章还涵盖了近两年新兴诊疗护理技术及延伸护理服务内容：声带手术后嗓音保护、喉切除术后吞咽障碍的早期识别与防治、无喉患者发音训练以及气管切开患者居家护理知识。第四章为"头颈外科科普知识"，介绍了食管异物、气管异物、腮腺肿瘤、甲状腺结节、甲状舌管囊肿及瘘管、咽旁间隙感染等9种头颈外科常见疾病诊疗知识、围术期护理内容与日常预防保健措施，以及颈部康复功能锻炼知识，促进术后快速康复。

  本书既适用于临床护理工作者，也可作为公众了解耳鼻咽喉头颈外科专科疾病知识的重要参考资料。在编写过程中，将耳鼻咽喉头颈外科专业领域新技术、新业务，术中科普内容与医疗技术发展紧密结合，内容更加全面、详细，但由于篇幅及水平有限，难免会有不足之处，欢迎广大读者批评指正。

编 者

安徽医科大学第一附属医院耳鼻咽喉头颈外科

目　录

第一章
耳科科普知识

1

第一节 外耳道炎

一、什么是外耳道炎?

外耳道炎是耳鼻咽喉头颈外科的常见病,主要指发生在外耳道皮肤或皮下组织的急性或慢性炎症性病变。可分为三类:第一类为局限性外耳道炎,是外耳道皮肤毛囊或皮脂腺的局限性化脓性炎症;第二类为弥漫性外耳道炎,为外耳道皮肤或皮下组织的弥漫性炎症;第三类为坏死性外耳道炎,感染和炎症范围不仅涉及外耳道的皮肤、软组织,还侵犯邻近的软骨、颞骨等骨组织,并出现坏死,是一种危及生命的外耳道、颅底及周围软组织感染炎症。

二、外耳道炎是怎么发生的?

外耳道炎的发病原因包括病原体的直接侵袭以及如下诸多因素:

1.温湿度变化

环境温度高,空气湿度大,影响了耳道分泌腺体的功能,降低了外耳道的免疫力。

2. 外耳道局部刺激

游泳或沐浴时积水进入耳道,破坏皮肤-耵聍屏障,降低外耳道的免疫力,造成感染。

3. 外耳道皮肤损伤

外耳道皮肤薄,采耳、挖耳或者其他异物损伤外耳道,都可能诱发感染。

4. 不良用耳习惯

佩戴助听器、耳机等,容易堵塞外耳道分泌腺,造成感染。

5. 全身基础疾病

糖尿病、贫血、内分泌紊乱等全身性疾病患者,身体抵抗力下降,外耳道亦可处于易被感染状态。

三、 外耳道炎有哪些症状?

1. 局限性外耳道炎

主要表现为耳部瘙痒,耳道潮湿或有白色豆腐渣状分泌物,耳道皮肤可附着有痂皮。早期耳痛剧烈,张口、咀嚼时加重,可放射至同侧头部。多感全身不适,体温或轻微上升。检查时有耳郭牵拉痛及耳屏压痛,外耳道软骨部可见局部皮肤红肿,严重者可形成脓肿,堵塞外耳道时,可有耳鸣及耳闷。脓肿破溃后,外耳道有脓流出耳外,可混有血液,此时耳痛减轻。

2. 弥漫性外耳道炎

■ 耳痛:发病初期,耳内出现灼热不适感;随着疾病进展,耳内开始胀痛,张口、咀嚼或者讲话时疼痛加重。

■ 耳道红肿:耳郭附近及耳道内会有不同程度的红肿。

■ 耳道分泌物:随着感染的发展,外耳道可有分泌物,开始呈稀薄状,之后逐渐变成脓性分泌物。

■ 耳闷或者听力下降。

■ 伴随症状:头痛、发热或全身不适等。

3. 坏死性外耳道炎

该病常常有剧烈刺痛伴随耳漏,且逐渐加剧,有较长的病程。如外耳道有肉芽,分泌物可呈脓血性。常引起外耳道骨髓炎和广泛的进行性坏死,可导致颞骨和颅骨骨髓炎,并发多发性神经麻痹,其中以面神经麻痹最为常见,可危及生命,故有"恶性外耳道炎"之称。临床少见。

四、 外耳道炎如何治疗?

主要包括清洁外耳道、药物治疗、手术治疗、物理治疗。

1. 清洁外耳道

由专科医生清除耳道内的分泌物、脱屑及结痂等。

2. 药物治疗

局部和全身应用抗生素治疗。

■ 局部症状及体征明显者可根据经验选用口服广谱抗生素,根据情况适当选用类固醇激素。

■ 症状体征严重且口服抗生素治疗无效或无明显进展者,根据药敏试验选择敏感抗生素口服或静脉用药。

■ 必要时,可以使用止痛药,缓解疼痛症状,如非甾体抗炎药。

■ 积极治疗基础疾病,消除病因,避免诱发因素。

3. 手术治疗

当坏死性外耳道炎保守治疗无效时,可以考虑手术治疗,清除病灶,或者做根治性手术。

4. 物理治疗

采用红外线、超短波等物理治疗。

五、 坐飞机耳朵疼是外耳道炎导致的吗?

不一定。可能有以下因素:

1. 气压影响

飞机在上升、下降过程中,气压强度急剧变化,会导致鼓膜内外压力失去平衡而引起鼓膜气压伤,严重的可引发鼓膜充血和水肿现象,出现耳痛不适,严重的还可能引发中耳炎,甚至会出现鼓膜穿孔。乘坐飞机时建议采取有效措施来进行改善,如吞咽口水或者咀嚼口香糖等来改变中耳内的气压,也可使用专业耳塞来进行改善,防止持续性耳痛对自身听力造成损伤。

2. 耳道疾病

患有某种耳道疾病,如外耳道炎、中耳炎等,本身就可能有耳痛症状,再加上乘坐飞机过程中受到气压影响,就会导致症状越发明显。建议这类患者在疾病完全治愈之前,尽量不要乘坐飞机,以免加重疾病症状。

3. 上呼吸道感染

上呼吸道感染期间,鼻甲、鼻咽部或咽鼓管黏膜水肿导致咽鼓管功能下降,压力调节能力差,在飞机上升、下降过程中无法迅速调节中耳内压,导致耳痛。

4. 情绪影响

除此以外,乘坐飞机过程中,如果出现情绪紧张或者情绪波动过大,也有可能对机体造成刺激而促使耳朵疼痛的症状发生。

六、 掏耳朵会引起哪些危害呢?

1. 外耳道炎

频繁地掏耳朵很容易造成外耳道皮肤损伤,且越掏耳朵越痒,主要是因为皮肤划伤细菌侵入引发感染,造成外耳道炎,出现瘙痒症状。

2. 鼓膜穿孔及听力下降

由于在掏耳过程中未控制好力度,容易损伤鼓膜,造成听力下降;或使用棉签掏耳朵时,易将外耳道中的耵聍推向鼓膜部位,造成听力受到影响。

第二节 外耳湿疹

一、 什么是外耳湿疹?

外耳湿疹是一种发生在耳郭、外耳道及其周围皮肤的变态反应性多形性皮疹,以瘙痒和脱屑为主要表现(图1.1),易反复发作,不具有传染性。根据外耳湿疹发病过程的不同阶段分为:急性、亚急性、慢性三类。

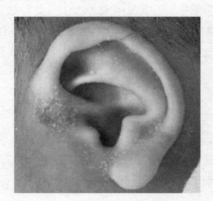

图1.1 外耳道湿疹脱屑

1. 急性外耳湿疹

属于病程早期,多表现为外耳的剧烈瘙痒感及烧灼感,挖耳后出现黄色渗出液,凝固后会出现黄色结痂,有时还会出现分泌物流到何处就引起何处病变的情况。

2. 亚急性外耳湿疹

多是由急性外耳湿疹未得到及时治疗或者治疗不当而引起的。

3. 慢性外耳湿疹

多因为急性或者亚急性外耳湿疹反复发作或者治疗无效而转变为慢性病程。

二、 外耳湿疹是怎么发生的?

外耳湿疹的病因及发病机制暂不明确,目前认为与变态反应因素关系最为密切,在高温及潮湿环境中易于诱发。

1. 全身因素

■ 变态反应因素:① 食物:如牛奶、鸡蛋、海鲜类等;② 吸入物:如花粉、动物毛屑、刺激性化学物质等;③ 接触物:如油漆、药物、化妆品、洗涤剂等。

■ 神经精神、内分泌及代谢障碍等因素:如焦虑、抑郁等,或者消化、代谢不良等,可致机体自主神经及内分泌功能紊乱,致人体免疫力下降。

2. 局部因素

■ 不良挖耳习惯:用不洁物品挖耳或过于用力挖耳,容易损伤外耳道皮肤,导致外耳湿疹发生。

■ 中耳炎症刺激:化脓性中耳炎的脓性分泌物对外耳道皮肤的长期刺激可引发外耳湿疹。

■ 局部药物刺激:多由于外耳道皮肤对部分药物产生过敏反应而导致。

三、 外耳湿疹有哪些症状?

外耳湿疹以局部症状为主,不同类型的外耳湿疹有不同的症状。

1. 急性外耳湿疹

瘙痒感明显,多同时伴有灼热感。局部皮肤红肿伴散在的丘疹、小水泡等。若因搔抓而继发感染,则病损扩大渗液增多。还可出现小浅溃疡,溃疡破溃后可流出黄色水样分泌物,凝固后结为淡黄色干痂。部分患者在皮肤抓破后可出现继发感染,表现为疼痛、体温升高等症状。

2. 亚急性外耳湿疹

瘙痒感较急性外耳湿疹减轻,黄色分泌物也随之减少,但可有较多皮肤结痂及脱屑。

3. 慢性外耳湿疹

除瘙痒外,外耳皮肤增厚,表皮脱屑、皲裂、结痂,局部颜色加深、表面粗糙不平,可致外耳道狭窄。鼓膜表面受累者可有轻度传导性聋及耳鸣症状。

四、外耳湿疹该如何治疗?

1. 祛除病因

尽力避免各种致敏因素。如因中耳炎症导致的外耳湿疹需同时治疗中耳及外耳疾病,保持外耳道清洁干燥。

2. 局部用药

渗液较多者可用3％硼酸溶液或15％氧化锌溶液湿敷,也可用炉甘石洗剂进行局部清洗,待创面干燥后可用氧化锌糊剂等进行涂擦。渗液较少或无渗液者可涂用1％～2％甲紫液、泼尼松类冷霜或软膏、氧化锌油或糊剂等。若有干痂,可用3％过氧化氢溶液洗净拭干后,涂用上述药液或药膏。慢性湿疹有皮肤增厚或皲裂者可用10％～15％硝酸银涂擦;发作间歇期,可用75％乙醇溶液清洁外耳道,保持其干燥。

3. 全身治疗

可服用抗过敏药物,严重者应用糖皮质激素;继发感染时可局部及全身应用抗生素抗感染治疗。

4. 中医治疗

外耳湿疹在中医称为"旋耳疮"。该病既有实证,也有虚证。实者,多为风热湿邪犯耳;虚者,多为血虚生风化燥。治疗原则以清热祛湿、疏风止痒、养血润燥为主,治疗方法可分为内治法、外治法。内治法主要选用消风散、萆薢渗湿汤、地黄饮子、四物汤等。外治法主要包括外洗、湿敷与涂敷,常用的中药有苦参、苍术、黄芩、黄连、黄柏、马齿苋、枯矾等。

5. 其他治疗

红外线、超短波等理疗方法可用于辅助治疗。

五、如何做好日常预防保健?

(1)戒除不良的挖耳习惯,不用不洁、尖锐物品挖耳。

(2)保持耳部干燥及清洁:避免耳道内进水,洗澡或游泳后的耳内积水需及时排出;外耳道忌用肥皂或热水清洗,忌涂抹刺激性药物。

(3)发病期间避免抓挠外耳,以防止局部皮肤破损或继发感染。

(4)避免接触可引起自身过敏的物质,如食物、药物、化妆品等,做好日常防护。未发现局部病因者尤应注意此点,如避免过敏物质、改换乳品、加强营养及保持胃肠道机能正常等。

(5)积极治疗中耳炎及其他中耳病变,避免炎症迁延累及外耳。对慢性化脓性中耳炎患者尤应注意清除外耳道脓液,减少刺激。

(6)日常饮食避免辛辣刺激性食物。

(7)适度休息,保持良好生活习惯,避免过度劳累及精神过度紧张。

第三节　外耳道真菌病

一、什么是外耳道真菌病?

外耳道真菌病是外耳道真菌感染性疾病,为真菌进入外耳道后繁殖生长所引起的一种以皮肤感染为症状的疾病,多局限于外耳道,偶可侵及中耳或乳突根治术腔(图1.2)。真菌易在温暖潮湿的环境生长繁殖,因此该病在我国南方气候湿热的省份多见。

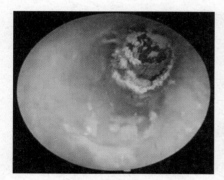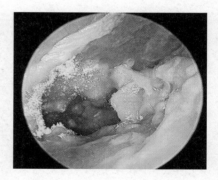

图1.2　外耳道真菌病

二、外耳真菌病是怎么发生的?

致病的真菌种类很多,以曲霉菌、青霉菌及念珠菌等较为常见。当出现以下诱因时,外耳道较易受真菌感染:

(1)环境的温度升高或湿度增大,改变了外耳道的pH值。

(2)耵聍缺乏。

(3)耳内长期滴用广谱抗生素。

(4)游泳或挖耳等造成外耳道积水或炎症。

(5)患有全身性慢性疾病,机体抵抗力下降,或全身长期大剂量应用抗生素。

三、外耳道真菌病有哪些症状？

（1）轻者无症状，仅检查时发现。一般有外耳道不适、耳内发痒及闷胀感，有时奇痒，以夜间为甚，伴有少量水样分泌物，外耳道潮湿。

（2）严重者当真菌大量繁殖时，可形成团块堵塞于外耳道内，导致鼓膜受侵，患者可有听觉障碍、耳鸣，甚至眩晕等症状。

（3）常继发于慢性化脓性中耳炎，合并细菌感染时可引起外耳道肿胀、疼痛和流脓。

（4）严重者可致面瘫，有些真菌感染可引起全身低到中等发热。

四、外耳道真菌病怎么治疗？

1. 药物治疗

临床治疗多以局部抗真菌为主，一般不需要全身应用。根据真菌培养结果，选择敏感抗真菌药物。

2. 手术治疗

可采用清创术清除肉芽、坏死组织脓液。

五、如何做好日常预防保健？

（1）改掉不良的挖耳习惯，避免在污水中游泳。

（2）保持外耳道干燥，避免水进入外耳道内，外耳道进水后应及时拭干。

（3）合理使用抗生素滴耳液和激素。

（4）适当锻炼，保持身体健康，以免免疫力下降。

第四节　外耳道耵聍栓塞

一、什么是耵聍栓塞？

外耳道软骨部皮肤具有耵聍腺，其分泌物称为耵聍。耵聍分泌过多或排除受阻时，会逐渐形成团块，阻塞外耳道，称为外耳道耵聍栓塞。

二、耵聍栓塞有哪些症状?

耵聍大小、部位不同,症状也不尽相同。

(1)耳道瘙痒、耳内闷胀感。

(2)听力减退:耵聍遇水膨胀后可出现听力骤降。

(3)耳鸣:耵聍压迫刺激鼓膜会导致耳鸣,有时会出现与脉搏一致的耳鸣症状。

(4)耳痛:患者有继发感染时,可出现耳部剧烈疼痛或头痛,下颌活动时疼痛加重。

(5)眩晕:耳耵聍压迫中耳,可引起眩晕,严重者可伴有阵发性眼震。

(6)耳漏:儿童可出现耳漏症状,表现为耳溢液,内有蜡样黄色分泌物。

(7)外耳道炎:耵聍反复刺激外耳道可引起外耳道炎。

(8)反射性咳嗽:耳耵聍刺激迷走神经耳支,可引发反射性咳嗽。

三、耵聍栓塞时如何处理?

外耳道耵聍栓塞的治疗措施是清理耵聍。

1. 取出法

对可活动、未完全阻塞外耳道的耵聍,可用枪状镊或耵聍钩取出耵聍团块。对较软的耵聍,可将其与外耳道壁分离后分次取出。较硬者用耵聍钩从外耳道后上壁将耵聍与外耳道壁分离出缝隙后,将耵聍钩扎入耵聍团块中间,慢慢钩出,尽量完整取出(图1.3)。

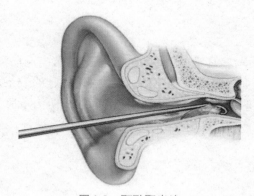

图1.3　耵聍取出法

2. 冲洗法

耵聍干硬难以取出者,可先滴入5%碳酸氢钠溶液,每天滴4~6次,待2~3天耵聍软化后用生理盐水冲洗外耳道清除之(图1.4)。伴有外耳道炎者,应给予抗生素控制炎症。

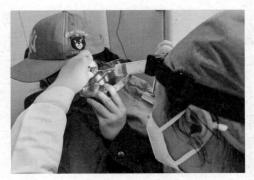

图1.4 外耳道冲洗法

3. 抽吸法

抽吸法适用于外耳道狭窄、冲洗法较难冲出者。与冲洗法类似，先用5%碳酸氢钠溶液滴入患者耳内，每天滴4~6次，待2~3天盯聍变软后，用吸引器抽吸软化的盯聍，抽吸时注意吸引器压力不宜过大，以免伤及患者鼓膜。

4. 内镜下清理

盯聍较深难以取出或儿童配合欠佳者，可在充分软化盯聍后在耳内镜辅助下充分清理，避免损伤外耳道及鼓膜。

5. 手术治疗

若怀疑有鼓膜穿孔，可在全麻下通过显微镜辅助吸取软化的盯聍，同时进行鼓膜的修复。

四、盯聍栓塞经外耳道滴入碳酸氢钠溶液后出现耳痛正常吗？

盯聍干燥成块后堵塞耳道，影响听觉。由于盯聍含有脂肪酸，呈弱酸性，故临床常用碳酸氢钠溶液，通过酸碱中和作用，达到软化盯聍的效果。软化后的盯聍发生膨胀，当压迫外耳道时会出现疼痛、耳堵、耳鸣、加重听力下降等症状，将盯聍取出后，上述症状就会改善。

五、外耳道冲洗需注意哪些事项？

（1）冲洗前向患者做好解释工作，消除恐惧、紧张情绪。为防止发生低血糖性晕厥等现象，冲洗前先询问患者有无进餐，尽量避免空腹操作，如无禁忌，操作前最好饮少量糖水。

（2）成人冲洗时需将耳郭向后上提起，儿童冲洗时需将耳郭向后下拉，使外耳道呈一直线。

（3）如患者有鼓膜穿孔，应严格遵医嘱酌情冲洗，耵聍栓塞合并感染者，应首先控制感染症状。

（4）冲洗液不可过冷或过热，温度应尽量控制在37～42℃，防止刺激迷路，使患者产生眩晕感。

（5）冲洗头置入外耳道的长度须根据患者外耳道的长度决定，避免过深损伤外耳道皮肤及鼓膜，或太浅达不到冲洗目的。

（6）冲洗方向应斜向后对准外耳道后上壁，不可直接对准耵聍或鼓膜，否则可能将耵聍冲入外耳道深部或造成鼓膜损伤。

（7）冲洗应间断进行，勿长时间持续冲洗。一次冲洗量不能超过50 mL，压力适当，以脉冲式方法冲洗。

（8）操作全程应密切观察患者反应，如出现不适，立即停止冲洗，及时处理。

（9）操作者动作轻柔敏捷，指导患者取正确体位，避免污水浸湿衣物。

六、 如何预防耵聍栓塞?

（1）定期到医院检查耳道，清理脱落耵聍，尤其是老人、儿童、智力低下人群，家属更需注意。

（2）洗澡及游泳时，防止耳内进水，以减少耳道感染。

（3）避免使用棉球清理外耳道，防止将耵聍推入外耳道内侧加重栓塞。

（4）避免使用挖耳勺暴力取出耵聍，以免造成外耳道及鼓膜损伤。

（5）冲洗或吸引治疗后，患者应再次随访，进行耳镜检查，了解耵聍栓塞是否清理干净，并确认有无鼓膜损伤。

（6）耵聍分泌较多或长期佩戴助听器的人群，应定期复诊，一般间隔时间以6个月为宜。

（7）易于出现耵聍栓塞的患者可定期去医院进行耵聍栓塞相关诊疗。

第五节　外耳道异物

一、 外耳道异物常见有哪些类型?

外耳道异物的分类标准很多，临床上常根据异物性质，将外耳道异物分为三类（图1.5）：

（1）动物性异物：如蚂蚁、苍蝇等。

（2）植物性异物：如谷粒、豆类、小果核等。

（3）非生物性异物：如石子、铁屑、玻璃珠等。

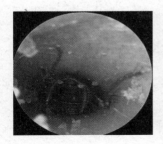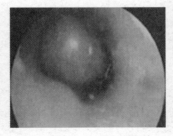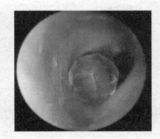

图1.5　外耳道异物

二、 外耳道异物是怎么发生的?

常为小儿玩耍时将小物体塞入耳内所致。发生在成人时,则多为挖耳、外伤时遗留小物体,昆虫误入耳内等。

三、 外耳道异物有哪些症状?

临床表现因异物的大小、种类而异。

（1）动物性异物：可爬行骚动,引起剧烈耳痛、噪声,甚至损伤鼓膜,使患者惊恐不安。

（2）植物性异物：植物性异物如遇水膨胀,阻塞外耳道,可引起耳闷胀感、耳痛及听力减退,并可继发外耳道炎;遇水不改变形状的异物,停留在外耳道可无症状,久之可合并感染,或被耵聍包裹形成耵聍栓塞。

（3）非生物性异物：锐利坚硬的异物可损伤鼓膜。

另外,耳内异物刺激外耳道、鼓膜偶可引起反射性咳嗽或眩晕。

四、 发生外耳道异物如何处理及治疗?

根据异物性质、形状和位置的不同,采取不同的取出方法。

1. 异物位置较浅

当异物位置未越过外耳道峡部、未嵌顿于外耳道时,可用耵聍钩直接钩出。

2. 活动性昆虫类异物

因多数昆虫不能倒退爬行或在外耳道内旋转,昆虫不间断向鼓膜爬行,因此宜先用油类、乙醇等滴入耳内,或用浸有乙醚(或其他挥发性麻醉剂)的棉球置于外耳道数分钟,将昆虫黏附、麻醉或杀死后用镊子取出或冲洗排出。

3. 坚硬的球形异物

比如玻璃球、圆珠子等可能因不易抓牢而难以取出,常用直角弯钩越过异物或用大吸管吸住异物将其取出;如异物较大,且于外耳道深部嵌顿较紧,需在局麻或全身麻醉下取出。

4. 外耳道异物继发感染者

可先行抗感染治疗,待炎症消退后再取异物,或取出异物后积极治疗。

五、 如何预防外耳道异物?

(1)戒除挖耳习惯,以免断棉签、火柴棒等物遗留在耳内。

(2)家长需及时整理儿童身边常见细小物件,加强对儿童的看护,教育儿童不要将细小物体放入耳内。

(3)注意保持居所环境清洁卫生;野外露宿者,应加强防护,防止昆虫入耳。

(4)女性佩戴耳环时,应注意固定牢固,睡前需取下,防止脱落后滑入外耳道。

(5)发现有异物入耳,应到医院取出,不要自行盲目挖取,以免将异物推向深处或损伤外耳道皮肤及鼓膜。

第六节　耳郭化脓性软骨膜炎

一、 什么是耳郭化脓性软骨膜炎?

耳郭化脓性软骨膜炎是耳郭软骨膜的急性化脓性炎症,形成于软骨和软骨膜间,常引起较严重的疼痛,并能造成耳郭软骨坏死及畸形(图1.6)。

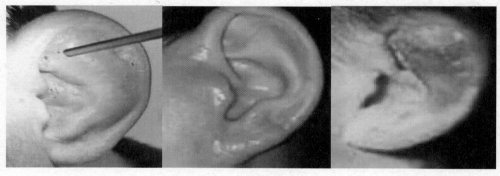

图1.6　耳郭软骨膜炎

二、耳郭软骨膜炎是怎么发生的?

耳郭软骨膜炎目前尚无确切的病因,其中耳郭外伤引起的血肿及继发性感染是其常见的致病因素,除此之外,耳郭受压、外伤、手术、冻伤、烧伤、恶性外耳道炎、蚊虫叮咬及带状疱疹等均可引起。铜绿假单胞菌为最多见的致病菌,其次为金黄色葡萄球菌。脓肿形成后,脓液聚积在软骨和软骨膜间,软骨因血供障碍而逐渐坏死,导致耳郭支架破坏而影响耳郭形态。

三、耳郭软骨膜炎有哪些表现?

最先出现耳郭肿痛感,随着红、肿、热、痛逐渐加重,范围增大,患者疼痛不安,可伴有体温升高、食欲减退等全身症状。检查可见耳郭红肿、明显触痛,脓肿形成后有波动感,有的破溃出脓。

四、耳郭软骨膜炎治疗方法有哪些?

(1)早期尚未形成脓肿:全身应用敏感抗生素控制感染,也可行局部理疗,促进局部炎症消退。

(2)脓肿已形成:

■ 切开排脓:宜在全身或局部麻醉下,清除脓液,刮除肉芽组织,切除坏死软骨,用抗生素溶液彻底冲洗术腔。如能保存耳轮部位的软骨,可避免耳郭畸形。

■ 按时换药:用纱布适当加压包扎,隔天或每天换药。

(3)遗留严重畸形有碍外貌时,可做整形修复术。

五、如何预防耳郭软骨膜炎?

(1)在耳郭软骨处进行手术、耳针打孔、针灸、耳穴等治疗操作时应严格消毒,避免损伤软骨。

(2)应及时处理耳郭外伤、冻伤及术后伤口等,彻底清创,严防感染。

(3)避免耳郭长时间受压。

(4)冬季注意保暖,防止耳郭冻伤。

第七节　分泌性中耳炎

一、什么是分泌性中耳炎?

分泌性中耳炎是以传导性聋及鼓室积液(图1.7)为主要特征的中耳非化脓性炎性疾病。冬春季多发,是儿童和成人常见的听力下降原因之一。中耳积液可为浆液性分泌液或渗出液,亦可为黏液。本病的名称除分泌性中耳炎外,以往还称其为非化脓性中耳炎、分泌性中耳炎、卡他性中耳炎、浆液性中耳炎、浆液黏液性中耳炎、中耳积液、胶耳等。本病可分为急性和慢性两种,急性分泌性中耳炎病程延续8周,若8周后未愈即可称为慢性分泌性中耳炎,慢性分泌性中耳炎多由急性分泌性中耳炎迁延转化而来,亦可缓慢起病而没有急性中耳炎经历。

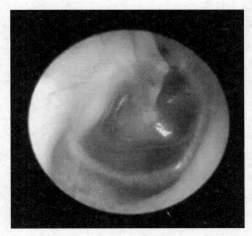

图1.7　鼓室积液

二、分泌性中耳炎是怎么发生的?

多为上呼吸道感染所致,亦可由头颈部肿瘤放疗后而产生,目前认为咽鼓管功能障碍、中耳局部感染和变态反应等为其主要病因。

1. 咽鼓管功能障碍

■ 机械性阻塞:如儿童腺样体肥大(图1.8)、肥厚性鼻炎、鼻咽部肿瘤或淋巴组织增生、长期的后鼻孔及鼻咽部堵塞等。

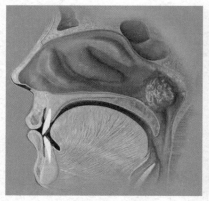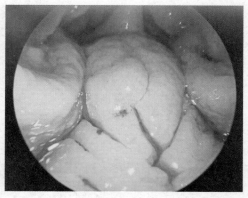

图1.8　腺样体肥大堵塞咽鼓管咽口

■ 功能障碍：司咽鼓管开闭的肌肉收缩无力，咽鼓管软骨弹性较差，管壁容易发生塌陷，导致功能障碍。腭裂患者由于腭部肌肉无中线附着点，收缩功能不良，致使咽鼓管不能主动开放而易患此病。咽鼓管黏膜的黏液纤毛传输系统功能障碍，包括表面张力受损和变态反应也是重要的致病因素之一，如头颈部肿瘤放疗后引起的分泌性中耳炎，就是中耳和咽鼓管黏膜的黏液纤毛传输系统功能障碍所致。

2. 中耳局部感染

细菌学和组织学检查结果以及临床征象表明，分泌性中耳炎可能是中耳的一种轻型的或低毒性的细菌感染。细菌内毒素在发病机制中，特别是在病程迁延为慢性的过程中可能起到一定作用。

3. 变态反应

儿童免疫系统尚未完全发育成熟，这可能也是儿童分泌性中耳炎发病率较高的原因之一。中耳积液中有炎性介质前列腺素等的存在，积液中检测出的细菌特异性抗体和免疫复合物，以及补体系统、溶酶体酶等，提示慢性分泌性中耳炎可能是一种由抗感染免疫介导的病理过程。

4. 气压损伤

飞行、潜水的急速升降亦可引发此病，临床上称为气压性中耳炎。此外，任何原因导致的全身或局部免疫功能低下，如老年人、儿童、劳累过度、烟酒过度，均可诱发分泌性中耳炎。

三、分泌性中耳炎有哪些症状？

1. 听力减退

听力下降、自听增强。头位前倾或偏向健侧时，因积液离开蜗窗而听力改善（变位性听力改善）。小儿常因对声音反应迟钝，注意力不集中而就医，但一耳患病，另一耳听力正常的患者,可长期不察觉。

2. 耳痛

急性者可有隐隐耳痛,表现为持续性或者阵痛;慢性患者耳痛不明显。

3. 耳鸣

多为低调间歇性,如"噼啪"声、"嗡嗡"声及流水声等,当头部运动或打呵欠、捏鼻鼓气时,耳内可出现气过水声。

4. 耳闷

耳内闭塞或有闷胀感,反复按压耳屏后可暂时减轻。

四、 分泌性中耳炎如何治疗?

一般采取保守治疗3个月,病因治疗、改善中耳通气引流及清除中耳积液为本病的治疗原则,严格掌握手术指征。

1. 非手术治疗

■ 抗生素:急性期可根据病变严重程度选用合适的抗生素。

■ 保持鼻腔及咽鼓管通畅:可用1%麻黄碱液和含有激素的抗生素滴鼻液交替滴鼻,每天3~4次,注意一定要采用仰卧、头低位的滴鼻体位。

■ 促纤毛运动及排泄功能:稀化黏素类药物有利于纤毛的排泄功能,降低咽鼓管黏膜的表面张力和咽鼓管开放的压力。

■ 糖皮质激素类药物:口服地塞米松或泼尼松等,做辅助治疗。

■ 咽鼓管吹张:慢性期可采用捏鼻鼓气法(图1.9)、波氏球法或导管法。

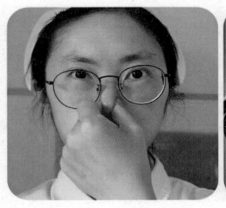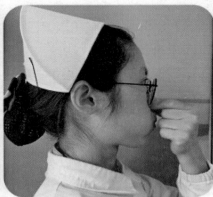

图1.9　捏鼻鼓气法

2. 手术治疗

■ 鼓膜穿刺抽液:成人局麻,小儿全麻。在无菌操作下从鼓膜前下象限刺入鼓室,抽吸积液。必要时可在1~2周后重复穿刺,亦可在抽液后注入糖皮质激素类药物。

■ 鼓膜切开术：液体较黏稠，鼓膜穿刺不能吸尽时应做鼓膜切开术。手术可在局麻(小儿全麻)下进行。注意勿伤及鼓室内壁黏膜，同时吸净积液。

■ 鼓膜置管术和咽鼓管球囊扩张术：对于病情迁延不愈或者反复发作者、中耳积液过于黏稠不易排出者，可考虑进行咽鼓管球囊扩张术或鼓室置管术，来改善通气引流，促使咽鼓管恢复功能。

■ 鼓室探查术：长期反复不愈、CT值超过40 Hu者，怀疑中耳乳突腔有肉芽组织等不可逆病变形成，应酌情行鼓室探查术并进行清理。

■ 鼻咽或鼻腔疾病手术：如腺样体切除术、鼻中隔矫正术、鼻息肉切除术等。扁桃体炎反复发作或过度肥大，且与分泌性中耳炎复发有关者，应尽早进行扁桃体切除术。

五、 如何做好日常预防保健?

(1) 加强体育锻炼，增强体质，积极预防和治疗感冒。

(2) 咨询医生后，选择合适的流感疫苗进行接种有一定预防作用。

(3) 成人应戒烟、限酒，儿童应尽量远离二手烟环境。避免辛辣、刺激性食物(咖啡、浓茶、辣椒等)，多吃绿色食品。

(4) 有过敏史者，注意避免接触过敏原，如少吃海鲜类食物等。

(5) 幼儿避免平躺时喂奶，以免乳汁及胃内容物经咽鼓管逆流入中耳，引起中耳感染。

(6) 儿童应定期进行听力测试，争取早发现、早诊断、早治疗。

(7) 手术患者术后，需密切关注听力有无改善、外耳道分泌物等情况，遵医嘱按时用药；避免耳道内进水。定期复查。

第八节　急性化脓性中耳炎

一、 什么是急性化脓性中耳炎?

急性化脓性中耳炎是中耳黏膜的急性化脓性炎症，好发于儿童，冬春季多见，常继发于上呼吸道感染。

二、 急性化脓性中耳炎是怎么发生的?

主要致病菌为肺炎球菌、流感嗜血杆菌、溶血性链球菌、葡萄球菌等。较常见的感染途径有:

1. 咽鼓管途径

■ **急性上呼吸道感染**:细菌经咽鼓管侵入中耳,引起感染。

■ **急性传染病**:如猩红热、麻疹、百日咳等,可通过咽鼓管途径并发本病,急性化脓性中耳炎亦可为上述传染病的局部表现。此类型病变常累及骨质,破坏听骨,导致严重的坏死性病变。

■ **不当的鼻部动作或治疗**:如游泳、跳水时不当的捏鼻鼓气、擤鼻涕以及咽鼓管吹张或鼻腔治疗等,细菌可循咽鼓管进入中耳,引起感染。

■ **婴幼儿咽鼓管解剖因素**:婴幼儿咽鼓管管腔短、内径宽、鼓室口位置低,咽部细菌或分泌物易逆行入鼓室。

2. 外耳道鼓膜途径

鼓膜穿刺、置管或鼓膜外伤时,致病菌由外耳道直接进入中耳。

3. 血行感染

极少见。

三、 急性化脓性中耳炎有哪些症状?

1. 耳痛

多数患者鼓膜穿孔前疼痛剧烈,呈搏动性跳痛或刺痛,可向同侧头部或牙齿放射,鼓膜穿孔流脓后耳痛减轻。

2. 听力减退及耳鸣

病程初期常有明显耳闷、低调耳鸣和听力减退,有的患者可伴眩晕;耳痛剧烈者,听觉障碍易被忽略。当鼓膜穿孔排脓后,因影响鼓膜、听骨链活动的脓液排出,患者听力减退可减轻。

3. 流脓

鼓膜穿孔后耳内有液体流出,初为脓血样,后变为黏脓性分泌物。

4. 全身症状

轻重不一。可有畏寒、发热、倦怠、食欲减退等症状。小儿全身症状较重,常伴呕吐、腹泻等类似消化道中毒症状。一旦鼓膜穿孔,体温很快恢复正常,全身症状明显减轻。

四、急性化脓性中耳炎如何治疗?

治疗原则是控制感染,通畅引流,祛除病因。

1. 全身治疗

及时应用足量抗生素控制感染,一般可用青霉素类、头孢菌素类药物。早期治疗及时得当,可防止鼓膜穿孔。当鼓膜穿孔后可取脓液做细菌培养及药敏试验,参照结果选用敏感抗生素。对全身症状重者给予补液等支持疗法。

2. 局部治疗

■ 鼓膜穿孔前:可用1%酚甘油滴耳,消炎止痛,同时使用含有血管收缩剂的滴鼻液滴鼻(仰卧悬头位),改善咽鼓管通畅度,减轻局部炎症;如全身及局部症状较重,鼓膜明显膨出,经一般治疗后无明显减轻,可在无菌操作下行鼓膜切开术,以利通畅引流。对有耳郭后上区红肿压痛,怀疑并发急性乳突炎者,行CT扫描证实后应考虑行乳突切开引流术。

■ 鼓膜穿孔后:① 清洗:先以3%过氧化氢溶液彻底清洗并拭净外耳道脓液或用吸引器将脓液吸净;② 局部应用抗生素:抗生素溶液滴耳,禁止使用粉剂,以免与脓液结块影响引流;③ 乙醇制剂滴耳:脓液减少、炎症逐渐消退时,可用3%硼酸乙醇甘油、5%氯霉素甘油等滴耳。感染完全控制、炎症彻底消退后,部分患者的鼓膜穿孔可自行愈合。

3. 病因治疗

积极治疗鼻腔、鼻窦、鼻咽部慢性疾病,如肥厚性鼻炎、慢性鼻窦炎、腺样体肥大、慢性扁桃体炎等,有助于防止中耳炎复发。

五、如何做好日常预防保健?

1. 避免各种疾病因素影响

■ 积极防治上呼吸道感染和呼吸道传染病;对患有急性上呼吸道炎或急性传染病的患者,应及时治疗,并进行耳部检查,如发现中耳炎症迹象须及时治疗。

■ 及时治疗鼻咽部慢性疾病,以减少耳部感染的发生概率。

■ 提高家长对本病的认识,对10岁以下儿童可酌情行耳镜检查。

2. 注意避免污水入耳

■ 洗头洗澡或游泳时做好防护工作,避免污水入耳。

■ 有鼓膜穿孔或鼓室置管者,避免参加游泳等可能导致耳内进水的运动。

■ 当耳内进水时,需及时擦拭干净,注意保持外耳道清洁。

3. 其他预防方法

■ 平时应注意锻炼身体,以提高身体素质,避免感冒。

■ 做好耳部防护工作,忌用硬物掏耳,忌反复挖耳,以防止鼓膜损伤。

■ 正确擤鼻(一侧一侧擤鼻),注意矫正不恰当的擤鼻涕方法(双侧一起擤鼻),以防止鼻腔或鼻咽部分泌物侵入咽鼓管而引起中耳炎。

■ 宣传正确的哺乳姿势,哺乳时应将婴儿抱起,使其头部竖直;乳汁过多时应适当控制其流出速度。

第九节　中耳胆脂瘤

一、什么是中耳胆脂瘤?

中耳胆脂瘤为非真性肿瘤,是角化的鳞状上皮在中耳内形成的囊性结构,中间常堆积白色脱落上皮组织。

从胆脂瘤的来源可将其分为先天性和后天性两种:

(1)先天性胆脂瘤系胚胎期,外胚层组织迷走于颞骨形成囊肿,孤立存在于岩尖部、鼓室或乳突。

(2)后天性胆脂瘤由鼓膜或外耳道上皮陷入鼓室形成,又分为后天原发性胆脂瘤和后天继发性胆脂瘤,后天原发性胆脂瘤在感染之前,鼓膜内陷形成囊袋;后天继发性胆脂瘤继发于炎症,临床上继发性少见。

二、后天性中耳胆脂瘤是怎么发生的?

1. 袋状内陷说

咽鼓管功能不良伴鼓室内负压,紧张部鼓膜内陷、粘连形成囊袋凸入上鼓室和乳突,形成粘连型中耳胆脂瘤,粘连部位多见于鼓膜后上方,也可见于全部紧张部鼓膜内陷;或反复炎症因素使位于中、上鼓室之间的鼓室隔处的黏膜、黏膜皱襞、韧带襞组织肥厚、粘连。如鼓前峡和鼓后峡以及咽鼓管上隐窝均闭锁,上鼓室和乳突腔将被封闭呈负压状态,导致松弛部鼓膜内陷形成上鼓室型胆脂瘤。

2. 上皮移行学说

鼓膜穿孔边缘处上皮向鼓室翻入,形成中耳胆脂瘤。

3. 鳞状上皮化生学说

炎症刺激使鼓室黏膜上皮化生为角化性鳞状上皮,形成胆脂瘤。

4. 基底组织增殖学说

由于外耳道深部和鼓膜上皮具有活跃的增殖能力,炎症刺激其增殖形成胆脂瘤。

三、 中耳胆脂瘤有哪些表现?

1. 耳流脓

脱落上皮内常因厌氧菌感染使脓汁奇臭;炎症重、有肉芽组织生长时,可有血性分泌物;脓量的多少决定于感染程度和袋口的引流状况。

2. 听力下降

传导性听力下降的程度与听骨链受累程度及鼓膜形态是否正常有关。有时破坏的听骨链被胆脂瘤组织代替连接,听力可接近正常。炎症累及内耳可引起骨导阈值上升和耳鸣。

3. 眩晕

迷路骨壁破坏形成迷路瘘孔,可因耳道压力改变发生眩晕(瘘管试验阳性);细菌毒素导致的迷路炎症也可产生眩晕。

4. 面神经麻痹

胆脂瘤压迫面神经或感染累及面神经时,可出现面神经麻痹症状,发病初期进行面神经减压手术,预后良好。

5. 其他颅内并发症

由于抗生素普遍应用,颅内并发症发病率已明显减少,但仍有发生,且一旦发生,病情严重,需紧急处理,须引起重视。

四、 中耳胆脂瘤如何治疗?

中耳胆脂瘤应尽早手术治疗。手术治疗原则包括:彻底清除胆脂瘤及其他肉芽和炎性病变;尽力保存和改善听觉功能;保持外耳道的生理结构和功能。

中耳胆脂瘤虽是手术的绝对适应证,但除合并颅内外并发症需要紧急手术外,应择期手术。术前1～2周内进行门诊局部处理和治疗,可降低手术难度并有助于提高疗效。

尽力保存和改善听力是鼓室成形术的基本要求,如对侧耳听力正常或稳定在实用听力水平,可以在去除病灶的同时积极争取提高听力。双耳均需手术时,一般先做听力更差的一侧;术耳为听力较好耳,尤其是对侧全聋时更需谨慎对待,此时保护现有听力更为重要。

在选择中耳胆脂瘤术的术式时需要考虑的因素很多,比如胆脂瘤的分型、病变范围、有无并发症、咽鼓管功能、术耳甚至对侧耳听力状况、乳突气房发育情况、患者年龄、生活及社会背景、术者的经验、手术技能及手术器械状况等。应该根据患者的病情和术者的能力水平选择一种最佳治疗方案。

中耳胆脂瘤涉及乳突处理,其基本手术方法为完壁式鼓室成形术和开放式鼓室成形术两大类以及由此派生而来的其他方法。

五、 中耳术后出现外耳道溢液正常吗?

1. 正常现象

中耳胆脂瘤术后外耳道流出血性液体或黏液,尤其是外耳道只填塞海绵或者纳吸棉的患者,不必担心。术后的外耳道溢液可能持续1～3个月,直到术腔上皮化后才会停止,不必过度紧张。

2. 不正常现象

术后出现局部脓性分泌物流出,这种情况考虑是:

■ 局部感染所引起的症状。术后应遵医嘱按时复查换药,避免感染。一旦术后出现耳内流脓性分泌物的症状,应及时医院就诊,明确病因并对症治疗,饮食上避免食用辛辣刺激性食物。

■ 外耳道炎。外耳道炎的治疗主要包括清洁外耳道、局部和全身应用抗生素治疗炎症和感染。

六、 中耳胆脂瘤容易引发哪些并发症?

(1)颅外并发症:耳周围脓肿及瘘管、颈部脓肿、迷路炎(眩晕)、颞骨脓肿、周围性面瘫、耳后骨膜下脓肿、岩锥炎,以及远处脏器的脓肿,外耳道的湿疹和外耳道炎等。

(2)颅内并发症:乙状窦血栓性静脉炎、脑膜炎、硬膜外脓肿、脑积水、蛛网膜炎、硬脑膜下脓肿、脑炎、硬脑膜内脓肿、脑脊液耳漏、脑室炎、脑疝等。

七、 发生耳源性颅内外并发症时应如何处理?

耳源性并发症的治疗处理包括以下几方面:

(1)乳突开放术:仔细检查鼓室盖、鼓窦盖和乙状窦骨板,对于硬膜外脓肿或血栓性静脉炎,应清除坏死的骨板,直到外观正常的硬脑膜为止。

(2)抗生素:根据细菌学培养结果,用足量的能够穿透血脑屏障的抗生素或两种以上抗生素联合用药,以静脉滴注给药为主。

(3)脓肿处理:穿刺、冲洗、引流或脓肿切除等。

(4)支持疗法:根据病情需要给予补液、输血或血浆以及复合氨基酸、白蛋白等。

(5)对症治疗:颅内高压者用脱水疗法,如每次20%甘露醇1～2 g/kg快速静脉滴注,或50%葡萄糖40～60 mL静脉注射。糖皮质激素如地塞米松10～20 mg/d,静脉滴注。

第十节　先天性耳聋

一、先天性耳聋分为哪几类?

先天性耳聋是指出生时或出生后不久即出现的一类听力障碍,由遗传因素或母体妊娠分娩过程中异常所导致,根据病因不同分为两类:

1. 遗传性先天性耳聋

指基因或染色体异常等遗传缺陷导致的听力障碍,多为感音神经性耳聋。遗传性耳聋可分为非综合征型及综合征型,前者仅出现耳聋的症状,在遗传性耳聋中占70%。后者指除耳聋以外,同时伴有心脏、肾脏、神经系统、颌面及骨骼系统、代谢内分泌系统、皮肤和视器等组织器官畸形或系统的病变,这类耳聋占遗传性耳聋的30%。

2. 非遗传性先天性耳聋

指患儿在胚胎发育期、围产期或分娩期由母体感染、中毒或外伤等病理因素的影响而导致的听力障碍。

二、先天性耳聋的发病因素有哪些?

先天性耳聋的病因包括遗传性和非遗传性两类。

1. 遗传性

遗传性先天性耳聋是由于父母携带致聋基因,然后遗传给新生儿导致听觉器官发育缺陷,其遗传方式可为显性遗传、隐性遗传或伴性遗传。若家族中祖父母、外祖父母及父母有耳聋病史或伴随耳聋的其他遗传疾病史,提示携带致聋基因,均可能导致新生儿先天性耳聋。若遗传基因位于常染色体上,则为常染色体显性或隐性遗传性耳聋;若基因缺陷位于性染色体上,则属于伴性遗传性耳聋。

2. 非遗传性

通常包括:

■ 药物因素:孕妇在孕期不当使用特殊药物(如氨基糖苷类、细胞毒性药物、抗疟药和利尿剂等),药物可通过胎盘进入胎儿的体内导致胎儿中毒而诱发耳聋。此外,孕期接受过深度麻醉也可能造成胎儿听力损害。

■ 疾病损害:产前期,孕妇妊娠期患有某些传染病(如淋病、梅毒、艾滋病等),病原体可经胎盘累及胎儿听觉系统,损伤耳蜗、前庭、听神经或引起病毒性或细菌性迷路炎,出现内耳发育异常畸形导致耳聋;产后期,新生儿早产、出生时出现严重窒息、体重过轻、高胆红素血症、化脓性脑膜炎等疾病均可能损害新生儿听觉神经导致耳聋。

■ 分娩过程:胎儿分娩过程中,产钳使用不当可能会造成胎儿头颅外伤,损伤其听觉器官。

三、 先天性耳聋如何早发现、早诊断、早干预?

1. 有效预防

■ 广泛开展遗传学咨询,大力宣传优生优育。严格执行婚姻法,绝对禁止近亲结婚;两名先天性聋人之间不提倡结婚;先天遗传性聋人可与非遗传后天聋人或健全人结婚,如果结婚后生育第一胎孩子为先天性聋儿,仍想生第二胎,则应接受遗传咨询,必要时采取相应的干预措施,完善耳聋基因检测与筛查,应用生物芯片、蛋白质组学等现代科学技术,开展遗传性耳聋的产前诊断,有可能降低先天性耳聋发病率。

■ 加强孕产期保健,积极防治妊娠期疾病,减少产伤发生;对出生后婴幼儿测听筛选,对听力障碍进行早期预警与防治。对于有听力障碍的青年男女,通过听力障碍遗传咨询,判定其是否具有家族遗传性,在妊娠期可取羊水做基因诊断。做好妊娠期,特别是妊娠早期的孕期保健;预防疾病,避免耳毒性药物的使用。

■ 积极防治传染病和营养缺乏疾病,尽量减少与化学物质的接触,避开强噪声等有害物理环境。抵制烟酒嗜好,锻炼身体,保证身心健康。增加机体对致聋因素的抵抗能力。

■ 尽量避免使用可能损害听力的药物,必须使用时应严格掌握其适应证,并力求用药小剂量、短疗程,同时加强用药期间的听力监测,一旦出现听力受损征兆立即停药并积极治疗。

2. 早发现、早诊断

■ 可通过对下列人群进行常规的听力筛查,早期发现听力损失:新生儿和婴儿、学龄前和学龄儿童、在噪声或化学环境中工作的人员、使用耳毒性药物的人员、老年人。

■ 对于自身有听力缺陷的夫妻,如未在妊娠期取羊水做基因诊断,出生后一定要做听力监测和耳聋基因的筛查。

耳聋预防保健流程见图1.10。

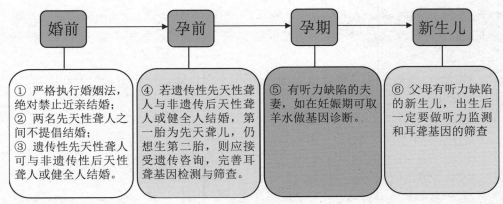

图1.10　耳聋预防保健流程

3. 积极干预

2～6岁是儿童语言发育的重要阶段。一旦发现耳聋,应尽早干预治疗,尽量保存并利用残余的听力,争取恢复或部分恢复已丧失的听力,越早干预效果越好。部分由先天性中耳畸形导致的传导性耳聋可手术矫治。对于先天性感音神经性耳聋,有残余听力者,可尽早佩戴适当的助听器;有适应证者,可选择植入式助听,并尽早进行听觉言语康复训练。常用的干预方法有:

■ 药物疗法:发病初期可根据耳聋病因与类型酌情选用。临床较常用的辅助治聋药物有血管扩张剂、降低血液黏稠度和血栓溶解药物、神经营养药物以及能量制剂等。对已在分子水平查明遗传缺陷的遗传性耳聋可探索相应的基因疗法;在病毒或细菌感染致聋的早期可试用抗病毒、抗细菌药物。

■ 手术矫治:一些由于中耳畸形导致的传导性耳聋,可根据病因、病变的部位性质及范围进行相应的听力重建手术。

■ 助听器选配:助听器(图1.11)是一种提高声音强度的装置。需要经过耳科医师或听力学专家详细评估后才能正确选用。

■ 人工耳蜗植入:作为先天性感音神经性耳聋的主要干预手段之一的人工耳蜗(图1.12)主要针对高功率助听器无效,影像学检查排除内耳严重畸形、听神经缺如或中断的患者。

■ 听觉言语康复训练:听觉训练是借助助听器利用残余听力或人工耳蜗植入重建听力的基础上,通过长期有计划的声音刺激,逐步培养其聆听习惯,提高听觉察知、听觉注意、听觉定位及识别、听觉记忆等方面的能力。言语训练是依据听觉、视觉和触觉等互补功能,借助适当的仪器(音频指示器、言语仪等),以科学的方法训练发声、读唇,进而理解并积累词汇,掌握语法规则,灵活准确地表达思想感情。先天性重度、极重度耳聋患儿不经听觉言语训练,必然成为聋哑人;双侧重度听力障碍若发生在幼儿期,数周后言语能力即可丧失;即使已有正常言语能力的较大儿童,耳聋发生后数月,原有的言语能力也可逐渐丧失。因此,对于经治疗无效的双侧中重度、重度或极重度耳聋学龄前儿童,应及早干预。

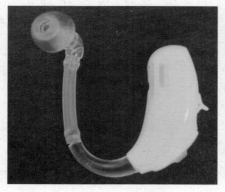
图1.11　助听器

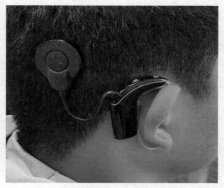
图1.12　人工耳蜗

第十一节　突发性耳聋

一、什么是突发性耳聋?

突发性耳聋简称突聋,指突然发生的、原因不明的感音神经性听力损失,并非一种独立的疾病。突发性耳聋通常在数分钟、数小时或一天内患者听力下降至最低点(少数病例在发病后第3天降至最低点),至少在相邻的两个频率听力下降≥20 dBHL,可同时或先后伴有耳鸣或眩晕,部分患者有自愈倾向。该病的发生率为5~20人/10万人,任何年龄均可发病,常见患病年龄在50岁左右,亦有年轻化趋势,男女发病率无明显差异,临床上以单侧发病居多,偶有双耳同时或先后受累者。

二、突发性耳聋的发病因素有哪些?

局部因素和全身因素均可能引起突发性耳聋。一般认为精神紧张、压力大、情绪波动、生活不规律、睡眠障碍等可能是突发性耳聋的主要诱因。

1. 血管性疾病

内耳的供血主要为迷路动脉。迷路动脉为终末动脉,基本是内耳的唯一供血动脉,其病变对内耳功能影响极大。突发性耳聋可因血栓形成、出血、血管痉挛等引起。

2. 感染

据临床观察,不少患者在发病前曾有感冒史,有关病毒的血清学检查报告也支持这一学说。许多病毒都可能与本病有关,如腮腺炎病毒、巨细胞病毒、疱疹病毒、水痘-带状疱疹病毒、流感病毒、副流感病毒、鼻病毒、腺病毒Ⅲ型、EB病毒、柯萨奇病毒等。病毒性神经炎和耳蜗炎被认为是最常见的原因。脑膜炎、梅毒、获得性免疫缺陷综合征(AIDS)等亦可为突发性耳聋的病因。

3. 肿瘤

约有10.2%的听神经瘤患者以突发性耳聋为主诉就诊,故临床上突发性耳聋患者需明确桥小脑角区是否存在占位性病变。听神经瘤患者可能由于肿瘤出血、周围组织水肿等压迫耳蜗神经,引起神经传导阻滞,或者因肿瘤压迫动脉引起耳蜗急性缺血,从而引发突发性耳聋。

4. 中毒性聋

常见的耳毒性药物有氨基糖苷类抗生素(如链霉素、庆大霉素、阿卡米星等)、抗利尿剂、抗肿瘤药物(如顺铂、氮芥等),吸入性有害气体(如一氧化碳、硫化氢等)也有可能导致突发性耳聋。

5. 先天性发育异常

常见的有大前庭导水管综合征。

三、 突发性耳聋有哪些症状?

多数患者发病前有过度劳累、精神抑郁、焦虑状态、情绪激动、受凉或感冒史。本病可能具有如下症状:

(1)突然发生的听力下降:可以为首发症状,听力可在数分钟、数小时或一天内下降到最低点,少数患者在第3天降到最低点。

(2)耳鸣(约90%):可为始发症状,患者突然一侧或双侧耳鸣,音调较高,同时或相继出现听力下降。经治疗后,部分患者耳鸣症状仍长期不消失。

(3)耳闷胀感(约50%)。

(4)眩晕或头晕(约30%):听力下降前或后可出现眩晕感,多为旋转性眩晕,少数出现颠簸、不稳感,可伴有冷汗、恶心、呕吐。

(5)听觉过敏或重听。

(6)耳周感觉异常(全聋患者常见)。

(7)部分患者会出现精神心理症状:如焦虑、睡眠障碍等,影响生活质量。

四、耳聋程度分为哪几级?

耳聋常以纯音听阈测定测出的平均值为标准来分级,2021年世界卫生组织

(WHO)发布了最新版听力损失分级标准(表1.1)。

表1.1　2021年WHO听力损失分级标准

分级	好耳的听力阈值(dB)	多数成年人在安静环境下的听力体验	多数成年人在噪声环境下的听力体验
正常听力	<20	听声音没问题	听声音没有或几乎没有问题
轻度听力损失	20~35	谈话没有问题	可能听不清谈话声
中度听力损失	35~50	可能听不清谈话声	在谈话中有困难
中重度听力损失	50~65	在谈话中困难,提高音量后可以正常交流	大部分谈话都很困难
重度听力损失	65~80	谈话大部分内容都听不到,即便提高音量也不能改善	参与谈话非常困难
极重度听力损失	80~95	听到声音极度困难	听不到谈话声
完全听力损失/全聋	≥95	听不到言语声和大部分环境声	听不到言语声和大部分环境声
单侧聋	好耳<20 差耳≥35	除非声音靠近较差的耳朵,否则不会有问题。可能存在声源定位困难。	可能在言语声、对话中和声源定位方面存在困难。

五、耳聋确诊需要做哪些听力检查?

一般包括常规精神状态初步判断、耳道及鼓膜等耳部检查、相关听力检查、头颅CT、MRI等。以下简单介绍几种听力检查:

1. 音叉试验

可初步鉴别耳聋为传音性聋或感音神经性聋,但不能准确地判断听力损失的程度并精确鉴别耳聋的性质,亦无法随访比较。

2. 声导抗测试

包括鼓室图和声反射,可发现中耳传音功能的改变及对镫骨肌反射通路中各种疾患做出定性、定位诊断。

3. 耳声发射

耳声发射是一种产生于耳蜗,经听骨链及鼓膜传导释放入外耳道的音频能量,是耳蜗内机械活动或具体说是外毛细胞活动的结果。对伤害因素极为敏感,其检出可明确代表耳蜗功能近乎完整。

4. 听觉诱发电位

听觉感受器在接受外界刺激声后中枢神经可产生与外界刺激声相关的生物电变化,这种电活动可以从脑电背景活动中提取并记录,称为听觉诱发电位(AEP)。根据给声刺激后 AEP 出现时间长短可分为:短潜伏期电位,如耳蜗电图、听性脑干反应(ABR)等;中潜伏期电位,如 40 Hz 听觉事件相关电位(40 Hz-AERP)等;长潜伏期电位,如 P300 等。目前,临床中常用的有:

■ 耳蜗电图:是从圆窗、鼓岬、鼓膜和外耳道记录到的声刺激后耳蜗和听神经反应的电生理检测技术。主要用于梅尼埃病、听神经病的诊断,人工耳蜗手术中残余听力评估及隐匿性听力损失的诊断。

■ ABR:是听觉诱发电位中应用最广泛、发展最快的一项技术。主要临床应用有:① 客观测听:主要用于新生儿听力筛查、伪聋、功能性或精神性聋的诊断。② 耳聋的定性和定位诊断:通常传导性聋波潜伏期延长,波间期正常;耳蜗性聋波潜伏期延长,波间期缩短或正常。③ 对蜗后性病变的诊断:Ⅰ～Ⅴ间期延长,大于 4.5 ms,最明显者可达 5～6 ms,Ⅰ～Ⅲ间期延长或只有波Ⅰ存在,其他各波消失。

■ 40 Hz-AERP:是一种稳态听觉诱发电位,因此又称为 40 Hz 稳态诱发电位(40 Hz SSP),由短纯音以 40 次/s 的刺激速率,在 100 ms 的采样时间内记录到一组连续反应波形,反应波形的形态类似于正弦波。用于评估低频的听功能状态。

■ 稳态听觉诱发反应(ASSR):指用连续稳态的声刺激诱发听觉系统的反应。其具有频率特性好,最大刺激强度高,不受睡眠或镇静作用影响,可同时记录多个频率,测量简单,计算机自动判断的特点。目前主要用于婴幼儿的客观听力测试。

六、 突发性耳聋治疗方法有哪些?

突发性耳聋应作为耳科急症对待,根据可能引起突发性耳聋的不同原因选择不同的治疗组合。以下介绍几种常用的治疗方法:

(1)低钠饮食:有利于减轻可能的膜迷路积水。

(2)糖皮质激素:激素是临床治疗突聋的常用药,具有抗炎、抗病毒、免疫抑制的作用,可缓解血管内皮水肿,增加内耳血液供应。使用过程中应掌握以下原则:① 患者无激素使用禁忌证;② 激素宜在早晨服用;③ 用药剂量可根据患者具体条件制定,给药方式可采用口服、静脉注射或鼓室注药;④ 注意药物副作用的观察。

(3)血管扩张药:此类药物很多,主要包括钙离子通道拮抗剂、组胺衍生物、活血化瘀中药等。

（4）溶栓、抗凝药物：常用的药物有巴曲酶、蝮蛇抗栓酶等。应注意，在应用此类药物的同时必须进行纤维蛋白原检测，根据结果调整用药。有出血性疾病，严重肝、肾功能不全或高血压病患者禁用。

（5）高压氧治疗：临床观察有一定疗效。

（6）中医治疗：针刺法、活血化瘀中药等。

（7）积极治疗原发病：对合并有高血压病、高脂血症或糖尿病等疾病的患者，积极专科治疗控制原发病；如果以血供障碍为主，应以扩张血管、降低血黏度、提高血氧分压的药物为主。

（8）经治疗后仍无法痊愈者，可考虑佩戴助听器；极重度耳聋患者，排除禁忌证后可选择人工耳蜗植入术。

七、 突发性耳聋能治好吗？

突发性耳聋，一旦确诊需尽快治疗，部分患者能够恢复良好的听力。具体需要看发病的时间，病程的严重程度，突聋的类型，患者性别、年龄、心理状况、配合程度以及治疗的及时性等因素。

八、 怎样做好日常预防保健？

1. 预防
■ 劳逸结合、适度锻炼，养成良好、健康的生活习惯。
■ 日常养成良好的用耳习惯，避免过度用耳及强噪声刺激。
■ 保持心情舒畅，及时调节焦虑、抑郁等负面情绪，减少心理压力。
■ 患有高血压、糖尿病的患者需控制并保持血压及血糖稳定，治疗时需告知医生相关情况以便于医生调整用药方案。

2. 保健
■ 突发性耳聋患者需要良好的休息环境，避免噪声及大音量刺激，注意保护健侧耳的听力。
■ 充分休息，适度运动，避免过度劳累及熬夜等不良生活习惯。
■ 宜清淡、低钠饮食，避免喝浓茶及进食辛辣刺激性食物。
■ 避免紧张、焦虑等负面情绪，进行积极的心理调节，保持良好的心理状态。
■ 治疗期间定期复查听力，以便及时了解治疗效果及听力恢复程度。

第十二节　耳　　鸣

一、什么是耳鸣？

耳鸣（tinnitus）源于拉丁语中表示响铃声音的词"tinnere"，现指在无外界声源或外界刺激的情况下，主观上感觉耳内或颅内有响声。耳鸣是耳科临床很常见的症状之一，常被患者描述为电铃声、蝉鸣声、嘶嘶声或其他杂音。耳鸣发病率较高，并随年龄增长而升高，一般人群中17％有不同程度的耳鸣，老年人耳鸣发生率可达33％。耳鸣对患者的影响程度不一，轻者可忽略其存在，重者可引起严重的精神心理紊乱。

临床医生和患者使用的耳鸣概念非常宽泛，明确耳鸣相关的几个概念，非常重要。

1. 幻听

指没有客观声源情况下有意义的声音感受，该主诉目前属于精神科范畴，不在讨论之列，但临床中应首先识别。

2. 耳内噪声

指伴有暂时听力下降的突发耳内噪声，常单侧随机出现，无预兆，发作时可伴耳闷感，多持续1分钟左右消失，这种一过性耳内噪声也称为短暂的自发性耳鸣。

3. 客观性耳鸣

有真正的物理性声波振动存在，可被他人觉察或用仪器记录的耳鸣，包括血管源性、肌肉源性和呼吸源性。客观性耳鸣较少发生，临床疗效较好。

4. 主观性耳鸣

指没有客观声源、无意义的声音感受，占耳鸣患者的绝大多数。

■ 生理性主观性耳鸣：正常人堵塞双耳或在非常安静或隔声室内可感受到耳鸣。

■ 病理性主观性耳鸣：病理性耳鸣的定义一直未统一，一般认为持续5分钟以上，且1周内反复出现的耳鸣才属病理性。有的患者病因不明；而部分患者可有较为明确的潜在病因，如外耳道耵聍栓塞、异物、湿疹等，分泌性中耳炎、慢性中耳乳突炎、中耳胆脂瘤、耳硬化症等，内耳常见疾病（如梅尼埃病、听神经瘤等），在针对病因治疗后，耳鸣症状可减轻或消失。

二、耳鸣的发生原因有哪些？

引起耳鸣的病因包括炎症、肿瘤、外伤、畸形、变态反应、代谢性疾病、免疫性疾病、耳毒性药物中毒、老年因素、噪声暴露、心理精神因素等，常见的疾病包括中耳炎、耳硬化症、甲状腺功能异常、颈椎病、多发性硬化、佩吉特（Paget）病、锌缺乏、贫血、偏头痛、高血压、高血脂、肾病、自身免疫性疾病等。

客观性耳鸣和继发于其他疾病的耳鸣患者，很多都能找到耳鸣的病因。临床上一类原因不明的主观性耳鸣，即通过目前的检查手段（包括耳和全身的体格检查、听力学检查、影像学检查以及实验室检查等）均未发现明显异常，异常检查结果与耳鸣之间缺少明确的因果关系，被称为特发性耳鸣（idiopathic tinnitus）。其发病机制尚不清楚，目前的研究限于理论推测，缺乏有力的科研数据和临床研究的支持。既往因临床上发现耳蜗病变者常出现耳鸣，故研究重点围绕耳蜗功能展开。但许多实验及临床研究发现切断听神经后耳鸣仍不能消失，甚至部分耳鸣出现在听神经切断后。目前比较一致的观点是，耳鸣是一种以外周和中枢病变为主、多发因素共同参与作用的临床症状，异常的神经电活动在不同层面参与了耳鸣的发生过程，可能机制有两个：

（1）相邻神经元之间兴奋性同步排放。受病变影响的神经元与兴奋性神经元存在兴奋性同步排放，此假说能解释听神经病产生耳鸣的机制。

（2）毛细胞超量阳离子内流。耳蜗毛细胞出现自发性的过量钾离子和钙离子内流，引起其全部突触同步释放神经递质。此假说可解释噪声性耳聋及药物性耳聋伴发耳鸣产生的机制。Jastreboff（1990）提出，耳鸣是在听觉中枢对听神经末梢微弱信号的察觉和处理过程中产生的，且与自主神经系统和边缘系统密切相关。

三、耳鸣的治疗方法有哪些？

随着耳鸣规范化诊疗理念的普及，已普遍认识到耳鸣不是一个简单的临床症状，需要进行个体化综合治疗。病因明确的，对因治疗；病因难以确定的，则根据患者的具体情况进行药物治疗、声治疗等。

1. 病因治疗

对于原发病变明确且可有效治疗的患者，通过对因治疗或手术治疗，耳鸣大多可减轻或消失。如外耳道耵聍栓塞、中耳积液、乙状窦憩室、耳硬化症等引起的耳鸣。

2. 耳鸣习服疗法

耳鸣习服疗法（tinnitus retraining therapy，TRT）是根据 Jastreboff 的耳鸣神经生理学学说而设计的目前最好的综合疗法。通过长期训练使神经系统重新整合，努力重建听觉系统的过滤功能，降低中枢兴奋性，增加中枢抑制，终止对耳鸣的听觉感受,促使患者适应耳鸣。TRT包括咨询和声治疗两部分。咨询即初步心理诊断和治疗,需要专业人员耐心解释耳鸣相关问题,解除患者的担忧和负面情绪。声治疗是用很小音量的自然界声音(雨声、海浪声、流水声等)、音乐、歌曲、相声等干扰耳鸣并转移注意力。声治疗与掩蔽疗法的不同之处在于其选取的是中性声音,可以是自然声,也可以是窄带或宽带噪声或患者自选噪声。其疗程较长,一般12~24个月,但疗效比较稳定,极少复发。

3. 佩戴助听器

有持续恼人耳鸣伴听力下降的患者,建议接受助听器评估,助听器可通过治疗听力损失和降低对耳鸣的关注,来改善患者生活质量。

4. 认知行为疗法

认知行为疗法(cognitive behavior therapy,CBT)是近年耳鸣治疗中出现的新方法,其主要通过发掘患者不良的心理认知,通过心理辅导及认知重建消除不良情绪和行为,从而使原来的耳鸣症状减轻、消失,达到缓解病情,提高生活质量的目的。

5. 药物治疗

有许多药物应用于耳鸣的治疗,但是目前尚无一种药物被证实可彻底治愈耳鸣。常用的药物包括:

(1)常规药物。维生素B、锌制剂、银杏叶制剂或其他改善循环的中成药制剂对于无选择性耳鸣的治疗有一定作用。

(2)对症治疗药物。可分为两类:一类为减轻耳鸣对患者的影响类药物,一类为耳鸣的抑制药。

■ 减轻耳鸣对患者的影响类药物:如抗焦虑、抗抑郁药均有不同程度副作用,甚至加重耳鸣,用药需慎重,勿过量。

■ 耳鸣抑制药物:常见药物有利多卡因、卡马西平、氯硝西泮、氨基氧醋酸等。耳鸣抑制药物疗效不确定,副作用多,临床并不常用,一般由医师慎重选择。

6. 其他

如掩蔽疗法、生物反馈疗法、电刺激疗法、重复经颅磁刺激(rTMS)等。

四、 耳鸣能治好吗?

尽管耳鸣机制尚不明确,病因繁多且常难以确诊,目前尚无特殊有效的治疗方法,但是仍可以通过仔细合理的诊治,对有病因者治疗病因,无病因者经过常规药物治疗无效,应采取其他治疗方法以减轻对患者工作和生活的困扰。

1. 急性耳鸣

急性耳鸣是症状,其病因较多,需寻找不同的病因给予针对性的药物治疗来解决。

2. 慢性代偿性耳鸣

耳鸣一般较轻,患者能够耐受,勿过度敏感,认知行为治疗比较重要。

3. 慢性失代偿性耳鸣

针对此类患者应先排查病因。对于病因不明、常规治疗无效者,应该以减轻耳鸣对患者的不良心理影响为主,比如掩蔽治疗、音乐治疗都可以选用。

五、 如何做好日常预防保健?

1. 乐观豁达的生活态度

很多人发现自己有耳鸣症状,容易产生紧张和焦虑心理,部分患者有畏医行为。耳鸣者应及时接受诊治、配合治疗,并积极发挥其他优势和兴趣爱好(如业余爱好和热爱本职工作等)来分散自己对耳鸣的关注,调整生活节奏。

2. 养成良好的生活习惯

有耳鸣症状者日常要避免使用耳毒性药物,少吸烟、少饮酒、生活作息有规律,睡眠不宜过长(中青年7~8小时,老年人6小时睡眠即可)。

3. 尽量避免接触噪声

有耳鸣症状者,要减少在噪声环境下工作,并减少日常接触噪声的机会,如交通、工业、建筑、娱乐、居住环境中的噪声。

第十三节　先天性外耳及中耳畸形

一、 先天性外耳及中耳畸形是怎么发生的?

先天性外耳及中耳畸形(congenital mjcrotia and middle ear dysmorphia)常同时发生。前者系第1、2鳃弓发育不良以及第1鳃沟发育障碍所致。后者伴有第1咽囊发育不全,可导致鼓室内结构、咽鼓管甚至乳突发育畸形等。临床上习惯统称为先天性小耳畸形。

二、 先天性外耳及中耳畸形临床分类有哪些?

耳郭的形态在不同人之间存在差异,其美学的基本要素包括大小、位置、倾斜角度、颅耳沟角度、亚结构的基本特征等。如果以上要素偏离了正常范围,即被认为是耳郭畸形。

先天性耳郭畸形临床可分为形态畸形(耳郭结构发育正常,但形态不正常)和结构畸形(耳郭软骨或皮肤缺失导致耳郭形态异常),其中耳郭形态畸形最为常见。

1. Marx分型

Marx分型是外耳畸形常用的分类方法(图1.13)。

Ⅰ型:耳郭略小于正常耳郭,耳郭表面重要标志性结构能够辨认,有耳道口和小耳甲腔,可伴外耳道轻度狭窄。

Ⅱ型:最为典型,耳郭大小是正常耳郭的1/2~2/3,表面重要解剖结构多数不能辨认,或只存在呈垂直方向的腊肠状耳轮,伴外耳道闭锁。

Ⅲ型:耳郭重度畸形,完全无法辨认耳郭表面结构,只存留皮肤、软骨形成的组织团块。

Ⅳ型:严重者可表现为无耳,常伴患侧下颌骨发育不良。

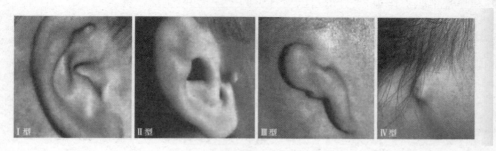

图1.13　外耳畸形Marx分型

2. Jahrsdoerfer 10分法

该评分体系是目前常用的中耳畸形评分标准,根据高分辨率颞骨CT扫描结果,结合耳科检查所采用的10分法分级,得分越低畸形越严重,其中镫骨形态和功能2分,外耳道、前庭窗、鼓室、面神经、锤砧复合体、砧镫骨连接、乳突气房、蜗窗的发育情况各1分。

3. Byrd分型

常见的耳郭畸形按畸形形态特征分为9型。

■ 杯状耳型:杯状耳型耳郭畸形的特点是:耳郭上1/3卷曲下垂、耳郭变小、耳郭前倾、耳郭位置偏低,平躺时形似盛水的杯子。根据Tanzer提出的分度概念,其中Ⅰ度为垂耳(图1.14),表现为耳轮上缘遮盖对耳轮上脚;Ⅱ度为耳轮和耳舟畸形,Ⅱa度表现为耳郭边缘不缺软骨,Ⅱb度表现为耳郭上方缺软骨;Ⅲ度表现为耳郭严重变小。

■ 招风耳型:招风耳型表现为耳甲过度发育、耳甲腔深大,耳郭上半部扁平、对耳轮发育不全、耳舟及对耳轮正常结构消失。

■ 隐耳型:隐耳型是一种较常见的先天性耳郭畸形,主要表现为耳郭上半部分埋藏于颞部皮下,上极颅耳沟缺失。轻度隐耳畸形者,仅耳郭上部皮肤短缺,耳软骨的发育基本不受影响；重度畸形者，其耳郭上极皮肤量不足伴软骨发育不良，表现为耳轮部向前卷曲、舟状窝变形、对耳轮常屈曲变形等。

■ 耳屏附耳型：作为耳郭发育的最常见畸形，附耳畸形常伴随有耳屏发育异常。

■ 猿耳型：猿耳畸形表现为耳舟部多出异常凸起的第三脚，从对耳轮一直延续到耳轮边缘，可导致耳轮缘不卷曲畸形。

■ 耳垂型：Kitayama分类系统是最实用的耳垂畸形分类，将耳垂裂分为4个亚型，分别为横裂、纵裂、三瓣裂和耳垂缺如。

■ 耳甲异常凸起型：耳甲腔中耳轮脚异常延伸凸起，部分凸起可延长至对耳轮。

■ 耳轮畸形型：耳轮畸形较为常见（图1.15），可分为3度：Ⅰ度表现为耳轮局部凸起或凹陷，仅影响耳轮局部圆润度；Ⅱ度为耳轮整体扁平不卷曲；Ⅲ度为耳轮与对耳轮粘连。

■ 复合畸形：复合畸形表现为两种或两种以上畸形并存的畸形。

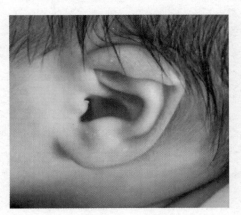

图1.14　垂耳

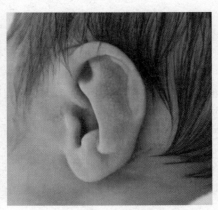

图1.15　耳轮畸形

三、先天性外耳及中耳畸形有哪些治疗方法？

（一）无创矫正治疗

无创矫正技术是以无创矫形器为载体对新生儿耳郭形态畸形进行治疗的新技术，越早矫正则成功率越高。耳郭畸形非手术矫正理念由日本学者Kurozumi首次提出，之后经历了胶带固定法、可塑性合成物固定法、夹板疗法等，逐步形成目前比较完善、安全、有效的专业耳郭畸形矫形器矫形法。

目前用于新生儿耳郭形态畸形的矫正器（图1.16）已经应用于临床，其原理是利用新生儿耳郭软骨弹性小、延展性好、可塑性强的特点，通过物理的方式给予最及时的矫正，避免本来可通过物理无创矫形的患者将来做手术，或者最大限度地恢复耳郭形态，缩小手术创伤程度。

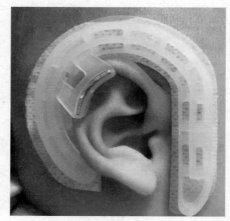

图1.16　耳郭畸形无创矫正器

（二）手术治疗

单耳畸形而另耳听力正常者，手术一般在6～8岁时进行。单侧外耳道闭锁伴有感染性瘘管或胆脂瘤形成者，可视具体情况提前手术。双耳畸形伴中度以上传导性耳聋者应及早对畸形较轻的耳手术（一般在2岁以后），以提高听力，促使患儿言语智力的发育，亦可佩戴软带骨导式助听器直至手术。先天性外-中耳畸形的处理需要对畸形耳郭进行整形再造手术，同时也包括听力重建和康复。外耳畸形患者，常用的全耳郭再造技术主要包括以下三种：

（1）自体肋软骨分期耳再造法。

（2）颞浅筋膜瓣Ⅰ期耳再造法。

（3）乳突区皮肤扩张分期（或同期）耳再造法。

伴有外耳道闭锁或狭窄、合并中耳畸形和传导性听力障碍的先天性外-中耳畸形患者，需要通过手术重建听力。目前有两类方法：一类是外耳道成形术以及鼓室成形术；另一类是人工听觉植入，包括骨锚式助听器、振动声桥和骨桥等。

Jahrsdoerfer评分6分以上者可考虑行外耳道成形术，5分及以下者不建议手术。对于单侧外耳道闭锁或狭窄伴有对侧重度感音神经性耳聋，以及不适合或不愿施行该手术的双侧外耳道闭锁或狭窄患者，可以植入骨导式助听器或佩戴软带骨导式助听器。

四、哪些先天性外耳及中耳畸形适合无创矫正治疗？

耳郭形态畸形中,部分畸形如环缩耳、猿耳可随年龄增长逐渐缓解,可适当延长观察时间。而耳甲腔异常凸起、杯状耳和复合畸形建议早期积极治疗,各种畸形矫正效果不一。

1. 杯状耳型

杯状耳型耳郭畸形Ⅰ度、Ⅱa度属于耳郭形态畸形,矫形治疗效果良好,整形手术不需要补充额外软骨;Ⅱb度、Ⅲ度属于耳郭结构畸形,通常矫形治疗效果欠佳或无效,需行包含软骨移植的耳郭整形手术或耳郭再造术。

2. 招风耳型

招风耳无创矫正治疗效果差,易发生回弹,导致矫正无效。

3. 隐耳型

轻度隐耳通过早期佩戴无创矫正器牵拉,矫形治疗效果理想。重度隐耳患者的耳软骨常发育不良,或合并有其他畸形,可通过手术适当矫正,但矫正效果不理想。

4. 耳屏附耳型

此类型耳郭畸形矫形治疗无效,必须通过手术治疗。

5. 猿耳型

出生早期耳模矫正治疗效果理想,错过矫形时机的患者需要通过局部整形手术改善畸形。

6. 耳垂型

不同亚型的耳垂裂可通过多种成熟的局部皮瓣设计方法用于耳垂修复重建。

7. 耳甲异常凸起型

耳甲异常凸起型的耳郭畸形均可通过出生早期无创矫正治愈。

8. 耳轮型

除Ⅲ度畸形耳模矫正治疗难度较高,容易产生粘连局部皮损外,其余无创矫正治疗效果良好。

9. 复合畸形

复合畸形建议根据畸形情况早期积极治疗。

五、耳郭形态畸形无创矫正治疗后有哪些注意事项？

1. 体位护理

耳郭矫形器需要坚持佩戴4~10周或更长时间,患儿在此期间若体位不当将影响耳郭矫形器的矫形效果,对于单侧耳郭畸形儿童,应尽可能选择健侧卧位或仰卧位,对于双侧耳郭畸形患儿应尽可能选择仰卧位,以避免矫形器受压或移位,影响耳郭矫形作用,特别在喂奶时,应注意产妇上肢对患儿耳郭矫形器的挤压和牵拉作用,反复指导家长给患儿翻身及喂养的正确方法,使其完全熟练掌握患儿体位护理要点。

2. 保护耳郭局部皮肤

患儿耳郭矫形器佩戴期间应重视耳郭局部皮肤的护理,指导患儿家长密切观察耳郭部位皮肤情况以及耳郭矫形器的位置,每日观察矫形器底座对耳部皮肤的摩擦情况,指导家长每日轻轻按摩耳郭局部,促进血液循环,保持局部皮肤弹性,避免皮肤破溃,可在耳郭矫形器压迫摩擦部位喷涂赛肤润,降低局部皮肤摩擦力。

3. 坚持佩戴耳郭矫形器

强调患儿睡眠时一定坚持佩戴耳郭矫形器,可在耳郭矫形器周围用柔软毛巾轻轻包裹覆盖耳郭矫形器,避免患儿在睡眠过程中被无意识肢体活动等外力作用到耳郭矫形器上。

4. 并发症的处理

耳郭无创矫正最常见的并发症是皮肤破损和湿疹过敏,常见于耳甲腔和颅耳沟等受力部位,还有少数患儿胶带粘贴部位出现轻度皮疹,这与患儿接受治疗的年龄、自身皮肤基础条件和过敏体质或者溢奶未及时护理及天气炎热等因素有关。年龄越小,软骨可塑性越强,压力性皮肤损伤的发生率越低;随着矫治年龄的增大,并发症发生率增加。

一般情况下,若发生皮损或者湿疹,可暂停佩戴耳郭矫形器,给予局部抗感染药物、外涂表皮生长因子类凝胶和湿性敷料,待皮肤愈合后再行佩戴器。临床医生给予佩戴之前需仔细评估患儿的皮肤条件,询问是否有家族过敏体质,尽管较重并发症的发生率极低,毕竟患儿年龄小,用药各方面受限,应向家属强调护理的重要性以及可能发生的并发症。

六、 外耳及中耳畸形手术治疗后有哪些注意事项?

1. 体位安置

耳畸形全麻术后去枕平卧6小时,注意不可压迫患耳,血压平稳后可适当抬高头部或取半卧位,以利于患耳的动脉充盈及静脉回流。

2. 避免面部肌肉过度活动

尽量减少张口动作和大声说话,避免面部肌肉过度活动而牵拉手术部位造成疼痛。

3. 增强自护意识

注意防冻、防晒、防碰撞、防挤压,并保持局部清洁干燥。

4. 保护皮肤

穿着柔软衣物,避免硬质材料磨破皮肤。

5. 切口瘢痕处理

部分患者可出现切口瘢痕,建议涂抹抑制瘢痕类硅凝胶药物。

第十四节　梅尼埃病

一、什么是梅尼埃病?

梅尼埃病(Ménière disease,MD)是一种特发性膜迷路积水的内耳病,表现为反复发作的旋转性眩晕、波动性感音神经性听力损失、耳鸣和(或)耳胀满感。MD发病具有家族聚集性,4%~20%的患者有家族史,同一家系的成员表现不同,不同人群患病率也存在差异。

二、梅尼埃病是怎么发生的?

梅尼埃病的潜在病因尚不完全清楚,但目前认为内淋巴积水是该病的标志性特征。正常状况下内淋巴由耳蜗血管纹及前庭暗细胞产生后,通过局部环流及纵流方式达内淋巴囊而被吸收,借以维持其容量的恒定。故梅尼埃病发生机制主要是内淋巴产生和吸收失衡。主要学说如下:

1. 内淋巴管机械阻塞与内淋巴吸收障碍

在内淋巴纵流中任何部位的狭窄或梗阻,如先天性狭窄、内淋巴囊发育不良、炎性纤维变性增厚等,都可能引起内淋巴管机械性阻塞或内淋巴吸收障碍,是膜迷路积水的主要原因,该学说已在动物实验中被证实。

2. 免疫反应学说

近年来大量研究证实内耳确能接受抗原刺激并产生免疫应答,以不同方式进入内耳或由其本身所产生的抗原,能刺激聚集在血管、内淋巴管和内淋巴囊周围的免疫活性细胞产生抗体。抗原抗体反应导致内耳毛细血管扩张,通透性增加,体液渗入膜迷路,加上血管纹等分泌亢进,特别是内淋巴囊因抗原抗体复合物沉积而吸收功能障碍,可引起膜迷路积水。

3. 内耳缺血学说

自主神经功能紊乱、内耳小血管痉挛可导致内耳及内淋巴囊微循环障碍,引起组织缺氧、代谢紊乱、内淋巴液理化特性改变,渗透压增高,外淋巴及血液中的液体移入,形成膜迷路积水。

4. 其他学说

■ 内淋巴囊功能紊乱学说。内淋巴囊功能紊乱可引起糖蛋白分泌或产生异常，导致内淋巴的内环境紊乱。

■ 病毒感染学说。认为病毒感染可能破坏内淋巴管和内淋巴囊。

■ 遗传学说。部分患者有家族史，但其遗传方式有多变性。

■ 多因素学说。由于多种因素如自身免疫病、病毒感染、缺血或供血不足等皆可能与之有关。有可能梅尼埃病为多因性，或者为多种病因诱发的表现相同的内耳病。

三、 梅尼埃病有哪些症状?

典型的梅尼埃病症状包括发作性眩晕，波动性、渐进性听力下降，耳鸣以及耳胀满感。

1. 眩晕

多呈突发旋转性，患者感到自身或周围物体沿一定的方向与平面旋转，或感摇晃、升降或漂浮。眩晕均伴有恶心、呕吐、面色苍白、出冷汗、脉搏迟缓、血压下降等自主神经反射症状。上述症状在睁眼转头时加剧，闭目静卧时减轻。患者神志清醒，眩晕持续短暂，为20分钟至数小时，通常2～3小时转入缓解期，眩晕持续超过24小时者较少见。在缓解期可有不平衡或不稳感，可持续数天。眩晕常反复发作，复发次数越多，持续越长，间歇越短。

2. 听力下降

患病初期可无自觉听力下降，多次发作后始感明显。一般为单侧，发作期加重，间歇期减轻，呈明显波动性听力下降。听力丧失轻微或极度严重时无波动。听力丧失的程度随发作次数的增加而每况愈下，但极少全聋。患者听高频强声时常感到刺耳难忍。有时健耳、患耳能将同一纯音听成音调与音色截然不同的两个声音，临床称为复听。

3. 耳鸣

多出现在眩晕发作之前，初为持续性低音调吹风声或流水声，后转为高音调蝉鸣声、哨声或汽笛声。耳鸣在眩晕发作时加剧，间歇期可减轻，但常不消失。

4. 耳胀满感

发作期患侧耳内或头部有胀满、沉重或压迫感，有时感到耳周灼痛。

四、 梅尼埃病治疗方法有哪些?

由于病因及发病机制不明，目前多采用以调节自主神经功能、改善内耳微循环以及解除迷路积水为主的药物综合治疗或手术治疗。

1. 一般治疗

发作期应卧床休息,选用高蛋白、高维生素、低脂肪、低盐饮食。症状缓解后宜尽早逐渐下床活动。心理精神治疗的作用不容忽视,对久病、频繁发作、伴神经衰弱者要耐心解释,消除其思想负担。

2. 药物治疗

■ 对症治疗药物:① 前庭神经抑制剂:常用地西泮、苯海拉明、地芬尼多等,仅在急性发作期使用;② 抗胆碱能药:如山莨菪碱和东莨菪碱;③ 血管扩张药及钙离子拮抗剂:常用桂利嗪、氟桂利嗪(即西比灵)、倍他司汀、尼莫地平等;④ 利尿脱水药:常用氯噻酮、70%硝酸异山梨酯等。依他尼酸和呋塞米等因有耳毒性而不宜采用。

■ 中耳给药治疗:利用蜗窗膜的半渗透作用原理,鼓室注射的药物可通过渗透作用进入内耳达到治疗目的。目前常用的两类鼓室注射药物是庆大霉素和地塞米松。前者通过化学迷路切除作用治疗梅尼埃病,后者的作用原理与免疫调节有关。

3. 中耳压力治疗

常用的方法有 Meniett 低压脉冲治疗,可短期及长期控制眩晕症状。

4. 手术治疗

凡眩晕发作频繁、剧烈,长期保守治疗无效,耳鸣且听力下降加剧者可考虑手术治疗。手术方法较多,宜先选用破坏性较小又能保存听力的术式。

■ 听力保存手术:按是否保存前庭功能分为两类。

① 前庭功能保存类:包括内淋巴囊手术,半规管堵塞术等。

② 前庭功能破坏类:包括化学药物前庭破坏术,各种进路的前庭神经截除术等。

■ 非听力保存手术:对晚期或听力下降严重的梅尼埃病患者可考虑行迷路切除术。

5. 前庭和听力康复治疗

■ 前庭康复训练:前庭康复训练是一系列物理治疗方案,通过选择特定练习逐步整合视觉、本体感觉及残余前庭功能。适应证为稳定、无波动性前庭功能损伤的梅尼埃病患者,可缓解头晕,改善平衡功能,提高生活质量。外科干预前后建议进行正规前庭康复,利于建立稳定的代偿,减少反复发作性眩晕。前庭康复训练的方法包括一般性前庭康复治疗、个体化前庭康复治疗以及基于虚拟现实的平衡康复训练等。

■ 听力康复:对于病情稳定的三期及四期梅尼埃病患者,可根据听力损失情况酌情考虑佩戴助听器或植入人工耳蜗。

6. 其他治疗

■ 高压氧治疗:可减少眩晕发作,对保存听力有一定的益处。

■ 中医治疗:梅尼埃病属于中医"眩晕"范畴。中药和针灸对治疗梅尼埃病有一定疗效。

五、 如何做好日常预防保健?

不良生活习惯、巨大的工作压力、不良情绪、劳累、失眠、高盐饮食等,都可能加速梅尼埃病的复发,故需从这些细节着手去预防。

1. 保持良好的精神状态

保持一份愉悦的心情,快乐地生活、工作,拥有较高的幸福指数,梅尼埃病的发病就会减少很多,少发作、不发作或者是轻微地发作。

2. 梅尼埃病饮食

给予清淡饮食,选择低盐、无乳饮食,避免咖啡因,戒除烟酒,避免太过油腻的大鱼大肉,避免接触有可能引起过敏的食物。

3. 适当运动

可走路、适当地打拳、跑步等,有利于身心健康,提高机体的免疫力,减少疾病的发生;此外,可以采用中医的一些方法,如做耳部按摩、敲天鼓等。

如果发作频繁,在明确诊断后,可以在医生指导下口服敏使朗等药物。

六、 梅尼埃病患者不能从事哪些职业?

梅尼埃病患者不适合高空作业、水上工作及驾驶等,因为如果眩晕发作会有比较大的危险性。

第十五节 耳 石 症

一、 什么是耳石症?

良性阵发性位置性眩晕(benign paroxysmal positional vertigo,BPPV),又名"耳石症",是以头位改变所诱发的反复发作的短暂眩晕和特征性眼球震颤为表现的外周前庭病变。常具有自限性,而被称为"良性眩晕"。

二、 耳石症的发病原因是什么？

在内耳中的椭圆囊和球囊上，都有一种能感受直线加速度的结构，称为囊斑，它的表面覆盖一层耳石膜，含有碳酸钙结晶，称其为耳石。

若某些原因导致椭圆囊的囊斑发生蜕变，可导致耳石脱落。约半数患者病因不明，属特发性BPPV。多见于老年人及女性，可能与年龄增长所致的耳石退化加速、吸收能力下降及耳石的稳定性降低等有关，激素水平改变、钙代谢紊乱及骨质疏松等也可能是易患因素。继发性BPPV继发于其他耳科或全身系统疾病，最常见的原因是头部外伤和前庭神经炎，其他有梅尼埃病、突发性聋、中耳或内耳的感染和手术、长期卧床等。

手术组织病理研究证实，BPPV患者半规管中或其壶腹嵴上存在游离的碳酸钙结晶或嗜碱性染色的沉着物（耳石碎屑）。

三、 耳石症有哪些症状？

典型症状为头位变化时突然出现短暂的（通常不超过1分钟）眩晕发作伴眼球震颤。眩晕多为旋转性，少数为漂浮感，可伴恶心、呕吐等自主神经症状，但无耳鸣、耳闷和听力下降。眩晕和眼震在保持头位不变后很快消失，单次发作持续时间常为数秒至数十秒，极少超过1分钟，再次变换头位时症状再现，发作过后可无任何不适或有头昏和轻度不平衡感。整个发病过程可为数天至数月，少数达数年，可自然缓解，但可复发，间歇期长短不一。常见诱发动作有：起卧床、头前倾、头后仰、床上翻身和快速转头等。

按受累的半规管不同，分为4种亚型：后骨半规管BPPV、外骨半规管BPPV、前骨半规管BPPV和混合型BPPV。后骨半规管BPPV最常见，约占90%，外骨半规管BPPV次之，前骨半规管BPPV极少。各型患者均具有BPPV的基本特征，但在眩晕程度及常见诱发体位等方面可略有差异。一般而言，外骨半规管BPPV较后骨半规管BPPV症状重、持续时间长，而混合型BPPV较单一半规管受累者症状更明显。

四、 耳石症如何治疗？

BPPV有一定自限性，自然病程数天至数月，很少超过一年，一个月内自愈者约50%，但可反复发病。最有效的方法是耳石复位。

1. 耳石复位治疗

■ Epley法：是目前治疗后半规管BPPV最常用的手法（图1.17）。该法通过依次改变患者头位,使耳石在重力作用下移动,从后半规管排出。

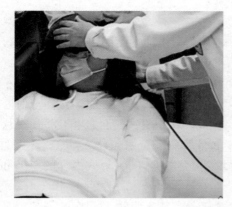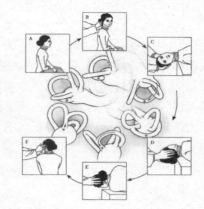

图 1.17　Epley 法示意图

■ Lempert 法:又称 Barbecue 翻滚法,用于治疗外骨半规管 BPPV。患者坐于治疗台上,在治疗者帮助下迅速平卧,头向健侧扭转 90°,身体向健侧翻转 180°,头转 90°,鼻尖朝下,继续朝健侧方向,侧卧于患侧,然后坐起。依次完成头部 3 个 90°翻转为一个治疗循环,每一体位待眼震消失后再保持一分钟。

■ 耳石复位仪:可作为一种复位治疗选择,适用于手法复位操作困难的患者(图 1.18)。

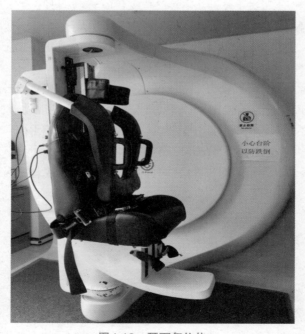

图 1.18　耳石复位仪

2. 药物治疗

原则上药物并不能使耳石复位,但当合并其他疾病,或复位后有头晕、平衡障碍等症状时,可给予改善内耳微循环的药物,如倍他司汀、银杏叶提取物等。

3. 手术治疗

适用于极少数手法复位后仍迁延不愈,对日常工作和生活有较大影响的BPPV患者,可考虑行半规管堵塞术。

4. 前庭康复训练

前庭康复训练通过中枢适应和代偿机制提高患者前庭功能,减轻前庭损伤导致的后遗症。前庭康复训练可作为BPPV患者耳石复位的辅助治疗。

五、 耳石症手法复位常见问题?

1. 复位仪选择

对于颈椎病变或肥胖等不能配合转头复位动作者可选用复位仪复位。

2. 治疗次数

大部分年轻患者1次复位就可治愈,老年人往往需要3次左右。嵴顶结石症患者需要的复位次数较多,时间较长。建议每次治疗后复查,如患者身体允许可以多次复位直到眼震消失,但反复刺激会加重患者的不适感。

3. 体位限制

后半规管复位后无需体位限制,但外骨半规管复位不满意的可以健侧卧位7小时。

4. 复位不良反应

复位过程中要注意保护患者以防突然跌倒,尤其是预防耳石危象,其迟发可能在30分钟内出现。部分患者复位后出现晕厥、出汗、苍白、低血压,这些可能是边缘系统受到刺激引起的;或者出现严重的恶心和眩晕以及复位48~72小时后出现平衡不稳或者头昏沉感,这可能和耳石碎屑回到椭圆囊引起异常刺激有关。

5. 平衡障碍

有相当一部分患者伴有平衡障碍,有些患者甚至在成功复位后仍然出现一定程度的不稳,与半规管受损、广泛的前庭外周系统病变以及中枢代偿不良有关。可辅助药物及前庭康复以期达到真正的痊愈。

6. 复发

复发与外伤、原发病、年龄、慢性病史、心理因素、家族史等相关,研究发现,前庭康复有一定的预防作用。

7. 残余症状

长时间残余头晕可能与中枢适应有关。Brandt-Daroff前庭康复训练可用于治疗后有轻微残余症状的患者进行家庭练习。采用倍他司汀联合利多卡因治疗耳石症经耳石复位治疗成功后残余头晕患者,用药3个月能改善患者预后。老年患者可选择感兴趣的非专业化活动进行前庭康复练习,便于长期坚持。

六、 如何进行Brandt-Daroff前庭康复训练?

有一些患者,复位后强烈的眩晕得到缓解,但依然会在低头、抬头时有持续数秒的眩晕,诱发时会有比较弱的眼震及眩晕感,但再次复位后仍不太明显。对于这类情况,考虑可能是耳石体积较小,较轻,在内淋巴管内得不到有效流动,或是遗留耳石碎片沉积到嵴帽上,常规复位无法解脱下来。此时我们可以教患者使用Brandt-Daroff康复训练法来缓解眩晕。这种方法并不是使耳石回到原来位置,而是通过训练使得大脑适应耳石脱落带来的一系列变化,从而缓解眩晕感。具体方法为:

(1)坐位,头朝前方。

(2)头朝左转45°,迅速向右倒下,头保持倾斜45度朝上看,保持30秒,如果出现眩晕,等待眩晕停止。

(3)回到坐位,保持30秒,如果出现眩晕,等待眩晕停止。

(4)头朝右转45°,迅速向左倒下,头保持倾斜45°朝上看,保持30秒,如果出现眩晕,等待眩晕停止。

(5)回到坐位,保持30秒,如果出现眩晕,等待眩晕停止。

以上为一个循环,大约用时2分钟,每次重复5个循环,用时大约10分钟。每天3次,根据病情,直至眩晕停止。如果眩晕持续2周仍不好转,请及时就医进行再次评估。

七、 耳石症患者如何做好日常预防保健?

1. 保持良好的精神状态
正确对待自己的疾病,保持愉悦的心情,适当参加文娱活动。

2. 注意饮食调养
患者饮食宜清淡、富有营养,可常食用鱼、肉、蔬菜、水果等食物,而肥腻辛辣之品(如肥肉、烟、酒、辣椒等)容易助热、耗气,不宜多食。此外由于本病的特殊性,还要求患者进低盐饮食,并注意少饮水。

3. 注意安全, 防止意外
本病是一种发作性疾病,可在无明显诱因下突然发生,因此患者平时生活工作宜注意安全,不要登高,不要在拥挤的马路上及水边骑车。另外,患者最好不要从事危险度高的工作。

4. 提高机体抵抗力，适当运动

可适当地进行跑步、打太极拳等活动,提高机体的免疫力。

第十六节　耳内滴药

一、哪些情况下需要行耳内滴药?

耳内滴药多适用于耵聍栓塞、外耳道炎、急慢性化脓性中耳炎、耳道霉菌病,可起到软化耵聍、抗炎杀菌、消肿止痛的作用。

二、常用的滴耳药有哪些?

1. 碳酸氢钠滴耳液

俗称耳屎水,成分是碳酸氢钠溶液,作用是软化耵聍。

2. 氧氟沙星滴耳液

较为常用,属于抗生素类滴耳液,可以治疗因细菌感染导致的中耳炎和外耳道炎。

3. 制霉菌素滴耳液

属于抗真菌类滴耳液,可以治疗真菌性外耳道炎。在我国南方,由于气候较潮湿,真菌性外耳炎属于较常见的疾病。

4. 硼酸酒精滴耳液

对于金黄色葡萄球菌有抑制作用,可以用来治疗慢性化脓性中耳炎,具有止痒、消炎的作用。

5. 氯霉素滴眼液

除作为眼科用药外,氯霉素滴眼液也常用于外耳道炎、中耳炎等的杀菌消炎治疗。

6. 苯酚滴耳液

主要用于治疗外耳道炎及急性中耳炎未穿孔时的治疗,有消炎、止痛的作用。

7. 酚甘油滴耳液

可以治疗外耳道炎、外耳道疖肿、急性鼓膜炎等,具有杀菌、止痛、消肿的作用。

三、哪些情况下不能行耳内滴药?

(1) 已经干燥的慢性化脓性中耳炎患者。

(2) 鼓膜外伤,出现穿孔的急性期患者。

(3) 外耳道皮肤药物过敏而呈弥漫性红肿者。

四、 耳内滴药具体方法如何?

(1) 患者采用坐位或卧位,头偏向健侧,患耳朝上。

(2) 用棉签轻擦拭患者耳道内的分泌物,必要时用3‰过氧化氢反复清洗至清洁为止,使耳道保持通畅。

(3) 小儿滴药时应将耳郭向下牵拉(图1.19),成人滴药时将耳郭向上牵拉(图1.20),以充分暴露耳道。

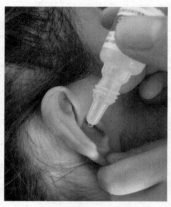

图1.19　儿童耳内滴药法

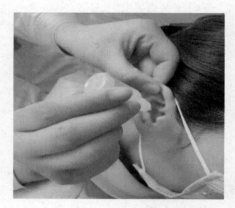

图1.20　成人耳内滴药法

(4) 滴入2～3滴药液后,反复轻压耳屏,使药液进入耳道深部。

(5) 嘱咐患者保持原体位5～10分钟。

(6) 坐正后如有部分药液流出,可在耳道口放置干棉球,将流出药液吸净。

五、 耳内滴药后的注意事项有哪些?

(1) 耳内滴入的药液不可过凉或过热,否则可刺激内耳引起眩晕等症状。

(2) 鼓膜穿孔患者耳内滴入的药液易在穿孔处形成药液膜,阻碍外耳道药液进入中耳,可以适当加压,促进药液顺畅进入中耳。

(3) 滴入药液时,药瓶口勿触碰外耳道,以免药液被污染。

(4) 用药期间保持耳道清洁,避免进水,尽量不要用棉签掏耳。

(5) 若出现滴药后耳闷胀感,可能与耳内脓性分泌物、耵聍用药后膨胀,造成耳朵堵闷感有关,应及时就医,吸出分泌物即可。

第十七节 耳保健操

一、耳保健操有什么作用？

耳保健操能疏通经络，运行气血，调理脏腑，达到防病治病的目的。对耳朵经络进行按摩，可以刺激周围穴位、经络以及促进局部气血循环，改善局部肌肉痉挛，使局部血液循环通畅，舒缓听觉疲劳，改善耳内缺血、缺氧状况，对保护听力及治疗耳鸣有一定帮助。

二、耳保健操怎么做？

第1节 搓手心，捂耳郭。将手掌摩擦生热，随即将两掌按于两侧耳郭，使两耳听不到外界声音而嗡嗡作响为止（图1.21，图1.22）。

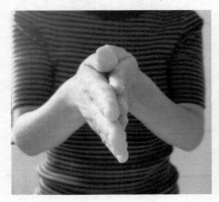 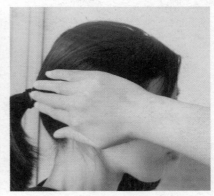

图1.21 搓手心　　　　　　　　图1.22 捂耳郭

第2节 按压—放松—按压—松开耳郭。双手掌心面对耳郭，向内耳方向轻轻按下，然后轻轻松手，反复进行。

第3节 揉搓耳郭，先顺时针揉搓，再逆时针揉搓。左右两手拇指相继放在耳郭背面，食指放在耳郭前面的耳甲艇部分，先从上往下揉搓，再从下往上揉搓。揉搓时用拇指指腹着力按揉，用拇指按揉时，则食指以螺纹面置于与拇指用力的相对部位（图1.23）。

第4节 提拉耳垂。用食指、拇指提拉耳屏、耳垂，自内向外提拉，手法有轻重，牵拉的力量以不感到疼痛为宜（图1.24）。

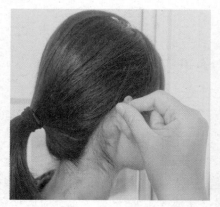

图1.23　揉搓耳郭

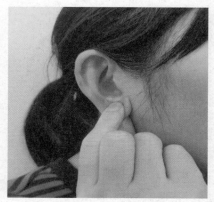

图1.24　提拉耳垂

第5节　按压耳屏。以两食指不断挤压、放松耳屏,左右耳屏同时进行(图1.25)。

第6节　鸣天鼓。两手掩耳,两食指压中指,然后食指用力下滑敲击枕部及乳突部,略有敲击弹性,弹毕,做深呼吸5次(图1.26)。

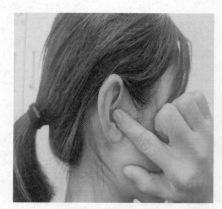

图1.25　按压耳屏

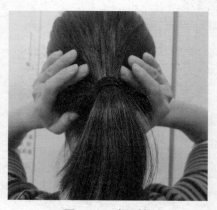

图1.26　鸣天鼓

第7节　轻拍耳郭,用拇指之外的4个手指拍打耳郭,以2次/秒的节律进行拍打,力量要轻。

每节做20下,每天2次,每次3个循环,每个循环大约8分钟,共实施18周。实施中,以耳朵有放松、温热等舒服的感觉为佳。

三、做耳保健操时有哪些注意事项?

(1)耳朵内部比较脆弱,做耳部保健操动作要轻柔。

(2)耳朵不能受大分贝噪声干扰,要远离噪音。

（3）勿用尖锐的东西刺激耳朵。

第十八节 新生儿听力筛查

一、 新生儿什么时候行听力筛查最合适?

1. 初步筛查（初筛）

新生儿出生后3～5天住院期间的初次听力筛查。

2. 第2次筛查（复筛）

对于初筛"未通过",或初筛"可疑",甚至初筛已经"通过",但属于听力损失高危儿如重症监护病房患儿,需要在出生42天后进行听力复筛。

二、 新生儿听力筛查对象是谁?

新生儿听力筛查对象主要有两种:一是所有出生的正常新生儿;二是具有听力障碍高危因素的新生儿。

听力障碍高危因素有:

（1）在新生儿重症监护室(NICU)48小时及以上。

（2）早产(小于26周),或出生体重低于1500克。

（3）高胆红素血症。

（4）有感音神经性和(或)传导性听力损失相关综合征或体征。

（5）有儿童期永久性感音神经性听力损失的家族史。

（6）颅面部畸形,包括小耳症、外耳道畸形、腭裂等。

（7）孕母宫内感染,如巨细胞病毒、疱疹、毒浆体原虫病等。

（8）母亲孕期曾使用过耳毒性药物。

（9）出生时有缺氧窒息史,Apgar评分0～4分/1分钟或0～6分/5分钟。

（10）机械通气5天以上。

（11）细菌性脑膜炎。

三、 新生儿听力筛查技术有哪些?

目前我国使用的听力筛查仪器,主要筛查原理有耳声发射(OAE)和自动听性脑干反应(AABR)。筛查的结果都以"通过"或"未通过"表示。一般而言,OAE和

AABR的敏感度及特异度均可以达到95%以上,而OAE略低于AABR。

1. 耳声发射

耳声发射是声波传入内耳的逆过程,即产生于耳蜗的声波经中耳结构再穿过鼓膜,在外耳道被记录得到(图1.27)。耳声发射依据其有无外界声刺激分为自发性耳声发射(SOAE)和诱发性耳声发射(EOAE),后者按刺激的类型分为瞬态诱发耳声发射(TEOAE)、畸变产物耳声发射(DPOAE)和频率刺激耳声发射(SFOAE)。耳声发射与内耳功能密切相关,任何损害耳蜗外毛细胞功能的因素使听力损害超过40 dBHL时,都能导致耳声发射明显减弱或消失。而且,耳声发射是一项无创伤性技术,操作简便,测试两耳仅需要10分钟。

由于几乎所有正常耳都能引出 TEOAE 和 DPOAE,而 SOAE 只有50%~60%的正常耳能被记录到。因此,新生儿听力筛查常用TEOAE和DPOAE。

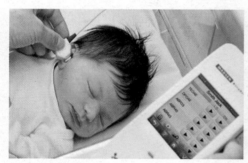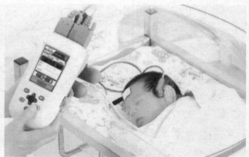

图1.27 耳声发射检查

2. 自动听性脑干反应

自动听性脑干反应是通过专用测试探头实现的快速、无创的ABR检测方法。AABR 技术的出现和使用,目的在于与OAE技术联合应用于筛查工作,全面检查新生儿耳蜗、听神经传导通路、脑干的功能状态。具有听力损失高危因素的新生儿出现蜗后病变的比例较大。如果单纯使用OAE,可能会漏筛蜗后病变。因此具有听力损失高危因素的新生儿最好采用OAE和/或AABR联合进行听力筛查,以免漏筛本病。

四、 听力筛查初筛和复筛方案有哪些?

正常分娩和NICU新生儿等应采用不同的筛查方案。

1. 正常分娩的新生儿

用筛查型耳声发射或自动听性脑干反应作为一线初筛工具。所有新生儿在出院前均应接受听力初筛;未通过初筛的应在出生42天内进行复筛。复筛时一律双耳复筛,即使初筛时只有单耳未通过,复筛时亦均应复筛双耳。复筛仪器同初筛。

2. 入住 NICU 的新生儿及婴儿

病情稳定,出院前应施行 AABR 筛查,以免漏掉蜗后听力损失(如听神经病)。未通过 AABR 测试的婴儿,应直接转诊到听力中心复筛,并根据情况进行包含诊断性 ABR 在内的全面听力学评估。

3. 在 1 月龄内再次住院治疗的婴幼儿

无论住 NICU 还是普通病房,当伴有迟发性听力损失的可能时(有换血指征的高胆红素血症或血培养阳性的败血症等),出院前应复筛听力。

4. 其他

在听力筛查时除力求发现已经存在的听力损失外,还要通过分析病史和家族史,了解受试者是否有迟发性听力损失的高危因素,可疑者应对其听力进行定期跟踪和随访。

五、 小儿行听力检查时需注意哪些事项?

研究表明,用 OAE 或 AABR 进行听力筛查,结果受多种因素的影响,因此检查时需注意:

1. 保持外耳道洁净

新生儿期外耳道羊水、胎脂、胎性残积物滞留会使耳声发射的传入刺激声和传出反应信号衰减或消失,从而导致耳声发射引出信号的减弱或消失。因此,筛查前应适当用棉签清理外耳道,使外耳道洁净,这尤为重要。

2. 规范技术操作

操作不规范会影响检查结果,如耳塞未完全插入外耳道,耳塞的插头与导线之间断线,测试环境不符合标准等,应注意避免。

3. 减少新生儿中耳积液的影响

新生儿中耳积液是影响 OAE 测试结果的主要干扰因素。中耳积液的患儿,无论耳蜗功能正常与否,其测试结果均可显示为异常。由于新生儿中耳积液导致筛查未通过,随着中耳积液的吸收,3 个月后听力诊断性检查时有的患儿听力可转变为正常。

4. 避免假阳性

筛查时小儿体动较多或烦躁,会出现假阳性,应该尽量避免。另外,如发现小儿感冒、鼻塞、流涕、咳嗽或喉鸣及呼吸音重等情形,建议先行治疗,等待症状好转后再进行复查,以免出现假阳性。此外,筛查时间的确立也是影响假阳性的重要因素之一,过早进行听力筛查会导致假阳性增高。研究显示,初筛的适宜时间为新生儿出生 48 小时以后。

六、 怎么进行诊断性听力学评估?

未通过复筛的婴幼儿,都应在3月龄后接受听力学和医学评估,由听力检测机构进行耳鼻咽喉科检查及声导抗、耳声发射、听性脑干诱发电位检测、行为测听及其他相关检查,做出诊断,确保在6月龄内确定是否存在先天性或永久性听力损失,以便及早实施干预。对具有听力损失高危因素的儿童,应根据可能发生的迟发性听力损失状况,制定个体化的听力再评估时间和次数,至少3岁内每6个月进行1次听力随访,若怀疑有听力损失,应及时进行听力学评估。

(1)测试时间:出生后3~6个月。

(2)测试环境要求:环境噪声低于30 dB(A)的隔声屏蔽室。

(3)客观听力检测项目:包括诊断性OAE,1 kHz声导抗测试,短声及短纯音ABR,AERP,ASSR和骨导ABR等。

(4)主观听力检测项目:包括小儿行为测听(BOA、VRA、PA、PTA),言语检测及听觉-言语发育评估表。

新生儿听力筛查流程见图1.28。

七、 听损伤确诊后如何干预?

干预包括医学干预、听力补偿或重建以及听功能训练和言语-语言康复训练。

1. 医学干预

医学干预是指医师提出医学诊断,即听力损失的原因、程度及部位,并采用治疗手段来恢复听力的方法。

■ 外耳道耵聍:在新生儿和婴幼儿时期,耵聍过多且难以自然排出,可阻塞外耳道,需予以清除。

■ 急性分泌性中耳炎:婴幼儿期急性分泌性中耳炎往往是由上呼吸道感染以及免疫反应引起的。其可以造成鼓室积液及听力下降。根据临床症状及耳科显微镜检查以及听力学检查(包括耳声发射、声导抗检查等)可以明确,采用病因治疗,以改善及恢复患儿的听力。

■ 先天性外耳及中耳发育畸形:根据畸形分类不同,采用不同的外科手术治疗,一方面进行外耳整形和耳郭再造,另一方面改善听力。双侧耳郭及外耳道畸形,应尽早选配助听器,促进言语-语言发育。

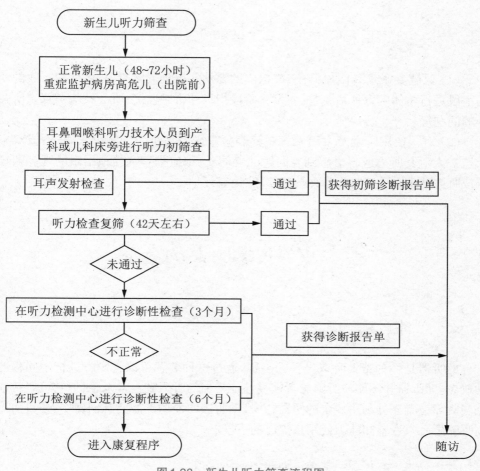

图1.28　新生儿听力筛查流程图

2. 听力补偿或重建

听力补偿或重建主要包括助听器选配和人工耳蜗植入。

■ 助听器选配:感音神经性听力损失患儿,听力障碍程度在中度至重度者须选配助听器,甚至有专家主张轻度听力障碍也需选配助听器,进行听力矫正。双侧听力损失须选配双侧助听器,单侧听力损失者也可以选配助听器。

■ 人工耳蜗植入:对双侧重度或极重度感音神经性听力障碍患儿,若使用助听器3～6个月无明显效果,建议尽早实施人工耳蜗植入手术。

3. 听功能训练和言语-语言康复训练

患儿经助听器选配和人工电子耳蜗植入进行听力矫正之后,需进行听功能训练和言语-语言康复训练。需要有医生、听力学家、言语-语言治疗师、特殊教育者和心理学家的共同参加,长期支持儿童的听力和语言发育康复。

八、 如何进行日常随访与监测？

(1) 保健专家或家长对所有3岁以内的婴幼儿感到异常时，都应使用有效的评估手段进行整体发育评估，包括各发育阶段指标的常规监测、听力技能及双亲所关心的问题等。

(2) 对于使用听觉及言语发育观察表检查或简易听力计测听未通过，或双亲及监护人对其听力或言语感到有问题的婴幼儿，都应推荐到当地指定的耳鼻咽喉科或听力学中心进行听力学评估和言语-语言评估。

第十九节　助听器的选配

一、 什么是助听器？

助听器是一种帮助听取声音的装置，通过这种装置可以将声音进行不同程度的放大。助听器并不能使听障患者恢复已经受损的听力到正常水平，但它可以帮助某些听障患者充分利用残余的听力，并且助听器的使用不需要有创操作，是目前提高听障患者声音感知能力使用最广泛的手段。

二、 助听器有哪些类型？

现代助听器大多是数字式、可编程的。它们可以被调试成适合不同程度的听力损失和改善噪音背景下的听力。根据大小、隐蔽性、可编程能力和放大声音的强度的不同，有不同种类的助听器。按照佩戴方式分类，助听器的主要类型按体积由大到小依次是：耳背式（BTE）、迷你耳甲式（RIC）、耳内式（ITE）、耳道式（ITC）和深耳道式（CIC）助听器。目前即使是体积略大的耳背式和耳甲式助听器也已实现微型化（图1.29）。

三、 助听器的工作原理如何？

现代电子助听器是一种声音放大器，它的功能是增加声能强度并尽可能不失真地传入耳内。因声音的声能不能直接放大，故有必要将其转换为电信号，放大后再转换为声能。输入换能器由传声器（麦克风或话筒）、磁感线圈等部分组成。其作用是将输入声能转为电能传至放大器,放大器将输入电信号放大后,再传至输出换能器。输出换能器由耳机或骨导振动器构成,其作用是把放大的信号由电能再转为声能或动能输出。电源是供给助听器工作能量不可缺少的部分,另外还设有削峰(PC)或自动增益控制(AGC)装置,以满足不同程度耳聋患者的需要。

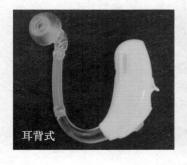
耳背式

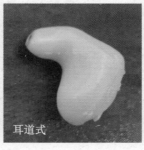
耳道式

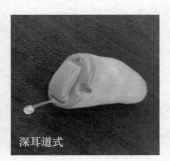
深耳道式

图1.29　助听器

四、 哪些人需要佩戴助听器?

助听器适用于传导性、感音神经性、混合性耳聋患者,凡期望改善言语交流能力的有残余听力的听障患者,均可选配助听器。但是,随着患者词语识别力的下降,从助听器获得的帮助将减少,助听器的放大作用不能恢复这些患者的听觉清晰度,但是可以让他们感知声音并帮助其唇读。通常只有重度和极重度耳聋的患者才需要较大功率的助听器(例如耳背式和耳甲式)以获得足够的声音放大。此外,耳道狭窄的患者可能难以佩戴需要插入耳道深部的助听器。

五、 怎么选择适合的助听器?

1. 选配前的评估和准备

助听器选配前必需的步骤是耳科医师的评估。耳科的检查可以帮助确定是否是外耳道、鼓膜、中耳或咽鼓管病变导致的听损。外耳道的大小及通畅度对于选择适合的助听器十分重要。音叉试验可区分传导性与感音神经性听力损失。听力测试和声导抗检测可帮助确定听力损失类型、程度和涉及的频率。在应用助听器之前,发作期的内耳疾病和外耳道、鼓膜、中耳、咽鼓管病变需要先进行治疗。医学治疗结束后,就可转而向听力师咨询助听器的问题。

2. 选配适应证

凡期望改善言语交流能力的有残余听力的听障患者,经过前述的评估和准备,病情稳定后均可选配助听器。一般说来,中度听力损失者使用助听器后获益最大。单侧耳聋一般可不配用助听器。双侧耳聋者,若两耳损失程度大体相同,可佩戴双耳助听器,或将单耳助听器轮换戴在左、右耳;若两耳听力损失程度差别较大,但都未超过50 dBHL,宜给听力较差耳配用;若有一耳听力损失超过50 dBHL,则应给听力较好耳佩戴。传导性耳聋者气导、骨导助听器均可使用。外耳道狭窄或长期有炎症者宜使用骨导助听器。感音性耳聋伴有重振者需采用具备自动增益控制的助听器。合并屈光不正者可用眼镜式助听器。耳背式或耳内式助听器要根据患者的要求和耳聋的情况选用。

六、 佩戴助听器的注意事项有哪些?

初次佩戴助听器时,每天最好不要使用过长时间,而且最好是在熟悉安静的环境下使用,如果是听很久没听到过的声音,需要花时间来慢慢适应。在开始使用助听器时,需要注意以下几个问题:

1. 了解和熟悉所佩戴助听器的主要配件

如音量调节开关、音调控制开关和自动增益装置等,其中音量调节开关调整要特别注意,避免声音过大导致内耳损伤。

2. 按半增益定律试戴

无论是成人还是儿童,在助听器佩戴初期应按半增益(增益是指输出与输入声级的差值,表示助听器的放大功能)定律试戴,具体应对助听器的饱和声压级、频响曲线、滤波功能等情况进行评估后做必要的调整,直到能正常听清楚声音后,才可经常佩戴。

3. 掌握简单的维护知识

佩戴后每天应检查助听器的使用情况,最好掌握一些简单的维修知识,以便在发现助听器出现问题时能得到及时解决。如果耳道内有耵聍应及时清洗,避免耳机或耳模的通气管被污染物堵塞,影响声音的传送。

4. 适应助听器声音

患者初次佩戴助听器时,会听到许多以前从未听到的声音,这个时候要学会迅速适应这些声音,特别是一些复杂的人类语言,需要重新理解。如果感觉听不懂别人说什么,甚至偶尔出现听不到一些轻微的声音也不要着急,因为初戴助听器听到的是全新的声音,这是需要时间来适应的。儿童患者佩戴助听器应越早越好,为长期佩戴打下基础。

5. 佩戴助听器接听电话注意事项

听损患者佩戴助听器以后是可以接听电话的,需要把电话听筒放在助听器的麦克风附近1厘米左右,当找到最佳位置的时候,能够明显感觉到电话声音变得清晰,这时需要保持住,不要移动位置,就可以正常接听了。

第二十节　人工耳蜗及耳蜗植入手术

一、什么是人工耳蜗？其基本结构有哪些？

人工耳蜗（cochlear implant, CI）又称电子耳蜗，是一种帮助听力障碍患者重建或获得听力的电子装置，它是将声音信号转变为电信号直接刺激听神经纤维，从而产生听觉。经过多年的实验研究和临床应用历程，人工耳蜗从单导到多导，不断完善言语编码策略，现已广泛应用于重度、极重度感音神经性耳聋患者的临床治疗中。目前，我国已成功研制具有自主知识产权的多导人工耳蜗，并应用于临床。

目前国内生产的人工耳蜗都是半植入式，也就是说有一部分植入到人体头皮下颅骨表面，另一部分在体表，不同品牌的人工耳蜗会有差别，但其基本结构均包括：

（1）体外装置：由方向性麦克风、言语信号处理器和传送器组成（图1.30）。

（2）体内装置：即植入体，由接收器、解码器和刺激电极组成（图1.31）。

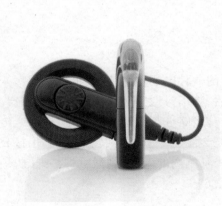

图1.30　体外装置

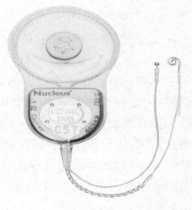

图1.31　体内装置

二、人工耳蜗的种类有哪些？

（1）国产诺尔康人工耳蜗植入体（图1.32）。

（2）奥地利MED-EL人工耳蜗植入体（图1.33）。

（3）澳大利亚科利耳人工耳蜗植入体（图1.34）。

（4）美国AB人工耳蜗植入体（图1.35）。

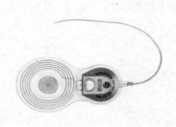

图1.32　诺尔康人工耳蜗植入体

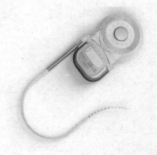

图1.33　MED-EL人工耳蜗植入体

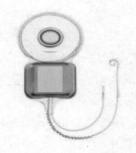

图1.34　科利耳人工耳蜗植入体

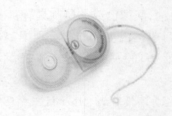

图1.35　AB人工耳蜗植入体

三、人工耳蜗的工作原理是什么？

人工耳蜗是根据耳蜗生理原理开发的一种电子仿生装置，可以代替病变受损的听觉器官。麦克风从环境中接收声音后，将信号通过导线传到言语处理器，言语处理器选择有用的信息按一定的言语处理策略进行编码，将信号通过导线传至发射线圈，后者把信号通过皮肤以发射方式或插座式传输方式输入体内，由接收器接收并解码，以电刺激形式将信号送到插入耳蜗内的电极，刺激听神经纤维，最后大脑将电信号识别为声音而产生听觉（图1.36）。

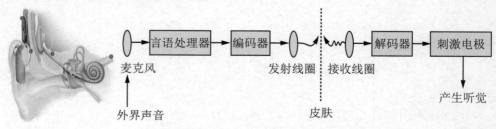

图1.36　人工耳蜗工作原理示意图

四、哪些人适合植入人工耳蜗?

1. 语前聋患者

■ 双耳重度或极重度感音神经性聋儿童的听力损失范围在1 kHz及更高频率的听阈在90 dB以上。对于术前无残余听力者,需要进行助听器声场测听,以帮助确定听力情况,必要时进行电刺激听性脑干诱发电位(EABR)检查。

■ 病因不明、先天性、遗传性、药物性、脑膜炎后听力损失,病变部位定位于耳蜗;听神经病患者病变部位定位于耳蜗,需要进行术前EABR检查。对于多数内耳畸形,包括Mondini畸形、共同腔畸形、大前庭导水管畸形,仍然是人工耳蜗植入的适应证。术前需向患儿家长告知特殊的风险,确定家长具有合理的期望值。

■ 对于新近发生的听力下降,需要观察3个月以上,且变化稳定。

■ 最佳植入年龄应为6个月~6岁,受到大脑听觉、言语可塑性的限制,应该尽早植入人工耳蜗。6岁以上的儿童或青少年需要有一定的听力语言基础,自幼有助听器佩戴史和听力或语言训练史。

■ 佩戴合适的助听器,经过康复训练3~6个月后听觉语言能力无明显改善,即在最好助听聆听环境下,开放短句识别率≤30%或双字词识别率≤70%。

■ 具有正常的心理智力发育。

■ 家庭和(或)植入者本人对人工耳蜗有正确的认识和适当的期望值。

■ 有听力语言康复教育的条件。

■ 无手术禁忌证。

2. 语后聋患者

■ 双耳重度或极重度感音神经性聋成人的听力损失范围1 kHz及更高频率的听阈在70 dB以上。对于术前无残余听力者,需要进行助听器声场测听,以帮助确定残余听力,必要时进行EABR检查或鼓岬电刺激的心理物理学测试。

■ 各年龄段的语后聋患者、高龄人工耳蜗植入候选者,需要对人工耳蜗有正确的认识和适当的期望值。

■ 对于新近发生的听力下降,需要观察至少3个月以上听力变化稳定。

■ 助听器选配后言语识别能力无明显改善。

■ 具有正常的心理、精神状况且患者对人工耳蜗有正确的认识和适当的期望值。

■ 无手术禁忌证。

五、 哪些人不适合植入人工耳蜗？

1. 绝对禁忌证

■ 内耳严重畸形,如Michel畸形或耳蜗缺如。

■ 听神经缺如。

■ 严重的精神疾病。

■ 中耳乳突化脓性炎症尚未控制。

2. 相对禁忌证

■ 伴随疾病导致全身一般情况差。

■ 不能控制的癫痫。

■ 脑白质病变不作为人工耳蜗植入的禁忌证,但是需向患者家属告知特殊的风险,确定家属设定合理的期望值。

■ 分泌性中耳炎和胶耳并非手术禁忌证。慢性中耳炎伴有鼓膜穿孔者,如果炎症得到控制,可选择一期或分期手术。

六、 人工耳蜗植入手术前需要做哪些检查？

1. 耳科学检查

包括耳郭、外耳道、鼓膜和咽鼓管等检查。

2. 听力学检查

■ 主观听阈测定:6岁以下小儿可采用小儿行为测听法,包括行为观察测听法、视觉强化测听法和游戏测听法。

■ 声导抗测定:包括鼓室压曲线和镫骨肌反射。

■ 听性脑干反应(ABR):40 Hz相关电位(或多频稳态诱发电位)。

■ 耳声发射(瞬态诱发耳声发射或畸变产物耳声发射)。

■ 言语测听:言语听阈测试为语察觉阈和语识别阈;言语识别测试包括言语测试词表和小儿言语测试词表。

■ 助听器选:配需有专业听力师进行助听器选配,一般需要双耳佩戴,选配后要做助听听阈测试和言语识别测试,再行听觉言语训练3~6个月。

■ 前庭功能检查(有眩晕病史者)。

■ 鼓岬电刺激试验测试:包括阈值、动态范围、频率辨别、间隔辨别和时程辨别等心理物理学检查。

3. 影像学评估

影像学检查是选择患者至关重要的检查,应常规做颞骨薄层CT扫描、耳蜗三维重建及内耳道磁共振检查,必要时做头颅磁共振检查。

七、儿童耳蜗植入术后为什么会流鼻血？

咽鼓管是连接鼻咽部及鼓室的重要通道，人工耳蜗植入术后乳突腔内会有些血性渗液，如咽鼓管功能正常，部分血性渗液会经咽鼓管排至鼻咽部。由于体位的关系，一部分可经鼻腔流出，一部分往下流至咽部，出现咳痰时痰液中带血丝的症状，这种情况一般出现在手术后的第1~3天，之后逐渐缓解至消失。

八、人工耳蜗体外装置如何维护？

1. 体外装置干燥保养

外机可以在每天使用后进行干燥保养，建议每晚做6~8小时的干燥，选择带消毒功能的电子干燥器（如紫外线电子干燥器），如果选择干燥剂型干燥盒，请注意干燥剂失效后及时更换（图1.37）。耳背式人工耳蜗用户，天热出汗多，请注意预防汗水流入外机，建议使用防汗套和线圈套，在随身存放外机的盒子里面备一些干燥剂，可及时干燥（食物干燥包也可以）。

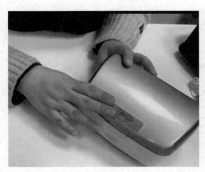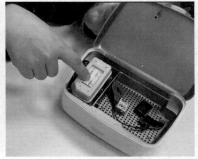

图1.37　电子干燥器

2. 体外机清洁

冬季15~30天清洁一次，夏季5~15天清洁一次。用小刷子清洁体外机表面、处理器麦克风孔、旋钮、开关等部位。用棉签蘸上医用酒精，轻挤棉签，使棉签呈半干状态（避免酒精直接滴在体外机上），轻轻擦拭金属部位，包括导线及电池盒上的金属针、耳钩针、固定叉、电池盒内的金属接触点，注意擦拭过程中，勿过度用力，避免造成人为损坏。处理器麦克风孔、接口和线圈接口要做重点清洁。磁铁应至少每半月拧下，清洁螺旋中的污垢。经常清洁可防止污物堆积，以免影响信号传输，清洁结束后，应及时做一次加强干燥或使用电吹风的凉风吹干配件。

3. 导线的保护

导线的表皮为胶皮层,易出现热胀冷缩,使其发生折断、坏损,用绵软、纤细的十字绣线把导线缠裹上可改善此种情况。导线易出现故障位置在两端,一端接头件,一端接处理器,容易发生弯折,可以给导线的两端套上圆珠笔的小弹簧,就像给导线穿上了"金丝软猬甲";插拔导线时,应该捏住导线末端轻插轻拔,不要左右晃动;平时手拿处理器时,要将两端较重的部位托在手上,不要让一头悬空;从头上取下处理器和头件时,不要拽拉导线;定期清洁(冬春季两周一次,夏秋季一周一次),避免导线生锈。

4. 进水处理

体外机不能浸泡在水中,洗澡或游泳时请勿佩戴任何外部部件。如果发生外机进水(如不小心丢进洗衣机等)情况,请及时取出外机,不要开机,用纸巾吸干表面的水后用吹风筒冷风吹干的方法处理,若无法开机,说明处理器已经出现损坏,请及时联系售后帮助处理。

5. 体外机无声故障的处理

当佩戴体外机听不到声音时,建议先按照顺序排查故障:电池—导线—电池盒开关、电池仓垫片—线圈—处理器。外机无声故障大多为导线折损或电池盒开关失灵。

6. 外机绿色锈渍处理

如果外机插口插头出现绿色锈渍,则说明外机经常处于潮湿环境,通常是汗水侵蚀导致的,建议先做锈渍清理,再做干燥保养,如果多次出现类似情况,使用电子干燥盒后没有太大改善,建议购买防锈膏涂抹插口、插头进行保养,可有效降低外机损坏率。

九、 如何做好电池保养?

1. 保持干燥

充电电池平时要存放于干燥的环境中,避免过低或过高的温度,避免阳光直射。同时,还要避免和其他的金属物品放在一起。

2. 避免过度充电

新电池第一次只需充12个小时,此后每次充电4~5小时就可以了。不一定非要等到电量完全耗尽才充电,只要条件允许可以经常充电,但要避免超长时间过度充电,比如充电充一宿这种行为一定要避免。超长时间充电和完全用空电量会造成过度充电和过度放电,容易损坏锂离子电池的正负极。

3. 备用电池勿长时间放置

备用电池长时间放置容易导致电池钝化,建议至少每三个月使用并充电一次,可以为电池贴上编号,按照编号轮流使用。

4. 电池漏液腐蚀处理

电池出现漏液腐蚀,请用酒精(酒精含量75％以上)清洁电池盒后强化干燥,避免电池盒受潮短路。

5. 纽扣电池的维护

使用纽扣电池的用户,建议将已拆封的锌空电池在短时间内用完,已拆封的锌空电池如果在空气里暴露时间过长,电量也会损耗失效。未拆封使用的纽扣电池建议使用密封袋封装,放进冰箱急冻柜内储存,以保持电量和使用效果。

6. 电池故障的排查

电池续航时间明显缩短时,可能存在接口受潮短路,建议先检查接口及插针有无锈渍发黑或断针痕迹,如有锈渍发黑现象,主要为受潮或汗渍腐蚀导致短路,如有断针则为不当拆装所致,请及时和售后人员联系。

十、 人工耳蜗常见的使用故障有哪些? 如何处理?

人工耳蜗术后植入体装置故障通常是由于装置本身出现问题,如电极缩短、绝缘体损坏或者受到外伤撞击后陶瓷裂开等。植入体故障的表现形式具有多样性,其中多数患者主诉是突然听不到声音,但也有患者的主诉是听觉不适或耳内有异常响声或噪声。

当使用人工耳蜗的过程中忽然出现装置失效、声音消失,而并非电池耗尽状态时,应立即联系耳蜗产品公司及植入医院,请专业人员和医生对人工耳蜗装置及患者进行检查,明确故障的原因,以及能否进行装置调试及修复。如果故障无法修复,则需要将植入体取出并再次植入。当出现人工耳蜗不工作时,不必过于紧张,90％的故障是体外机故障(软件故障,如静电导致程序丢失),经过对体外机的检修可以解决。如果经过检测,确认是体内机故障,就需要将植入体取出,并重新植入新的植入体。

十一、 日常生活中怎么注意保护人工耳蜗装置的性能?

人工耳蜗需要注意防潮、防静电、抗冲击(植入体)等。使用者需注意保持人工耳蜗外部设备的清洁与干燥,避免潮湿、静电、头部植入部位的剧烈碰撞。

1. 日常储存

睡觉或不需佩戴时,请将装置放入干燥包或箱内进行储存。切记将电池取出,以免电池长期放置在设备内发生腐蚀液泄漏的危险。

2. 防静电

在穿着方面以纯棉和天然纤维材料制成的衣服为最佳选择。在儿童玩塑料滑梯之前,应先将设备及头件取下,如果佩戴人工耳蜗设备玩塑料滑梯,滑梯摩擦所产生的静电可能会导致程序丢失,甚至破坏言语处理器。

3. 切口的保护

洗头时不要用力摩擦切口位置,不要做剧烈的运动,保持外耳道的干净,预防感冒,防止中耳炎的发生。

4. 远离强磁场

要注意不要接触强磁场,做磁共振需要慎重,要考虑到是否对植入体有影响,如不确定,需联系厂家,由专业人员判断。

第二十一节　人工耳蜗植入术后开机调机与康复训练

一、人工耳蜗植入术后多久开机?

人工耳蜗手术位于颅骨的表面,人工耳蜗的刺激电极需深入内耳的深部,需要确保置入位置和内耳神经结构的相对稳定才能稳定地发挥作用。耳科医生依据工作经验,习惯性选择术后3～5周开机。因考虑到人工耳蜗植入早期伤口尚未完全愈合,且植入的电极还未被组织稳固包裹,过早开机可能引起头皮血肿、伤口延迟愈合等耳蜗植入并发症,而且电极在蜗内的波动可能会成为调机结果不稳定的因素,组织会在耳蜗植入术3～5周后逐步愈合,植入体不易移位,这时开机神经反应才会稳定,才能保证较好的刺激效果。

二、开机前要做好哪些准备?

人工耳蜗手术后3～5周开机,需要和手术医院听力师或耳蜗公司听力师预约时间和地点,进行开机,将人工耳蜗体内装置和体外装置连接。开机前需确保患者手术伤口皮肤愈合良好,无红肿、疼痛、渗液等情况,即可开机调试。

三、开机时孩子会有什么不适吗? 出现不适怎么处理?

人工耳蜗植入术后开机时,孩子有可能出现大笑、转向声源、活动手足、眨眼睛或闭眼;有声音时停止活动、哭泣、惊慌不定,试图把处理器拿掉;也有孩子开机时无反应。

开机时的反应,个体差异性比较大,与孩子的性格、智力发育情况、开机时的状态、术前有无聆听经验（如有无助听器佩戴史）、听神经发育情况、开机参数设置等都有关。

（1）性格比较活泼大胆的孩子，开机时候的反应可表现为一旦给予可察觉的声刺激就会表现出微笑、抬头看医生或家长、突然扭头等行为，正在玩玩具的小孩会出现瞬时的动作停止、挤眉、抬眼、眨眼等一些比较细微的动作。

（2）性格比较内向胆小的孩子，可表现为一旦听到声音就会出现哇哇大哭、转头去抱爸爸妈妈、伸手去抓耳蜗等一些比较剧烈的反应。

（3）耐受力比较强的孩子开机反应可能不是很明显。

（4）开机时如果孩子的精神状态较佳，一般反应也比较明显；如果孩子处于困顿、瞌睡、闹脾气、烦躁等状态下，就比较难观察到孩子开机的反应。

（5）术前佩戴过助听器的孩子一般比未戴过助听器的孩子开机反应更"淡定"些。

（6）耳蜗结构和听神经发育正常的孩子一般开机反应都比较明显，相对而言耳蜗存在结构异常或听神经发育不良的孩子，开机反应一般都会比较小，甚至无明显反应，并且内耳畸形越严重开机反应越难以观察到。

开机时出现不适或反应剧烈的孩子要及时对其进行安慰或鼓励；即使孩子没有明显的反应，也不代表孩子没有听到，要进行综合分析判断，首先听力师在开机的过程中要确保声音处理器是正常工作的，声刺激要循序渐进，必要时调整参数设置。

四、开机后要进行几次调机？

人工耳蜗开机后原则上第一个月内每周调机一次，第二个月内每两周调机一次，第三个月开始改为每月调试一次，开机半年以后为每三个月调机一次，开机一年以后为每半年调机一次，12岁以前尽量每半年到一年调机一次。

不断调试的目的是让孩子听得更清晰而且没有不舒服的感觉，调试的内容包括编码策略、刺激速率、声音频率、声音响度等。因为时间积累，耳蜗内环境可能不断发生变化，同时人工耳蜗的电极阻抗也会不断变化（尤其是人工耳蜗植入一年之内），另外耳蜗神经听觉通路、听觉中枢等对声音的传输和感受均会随着时间及经验的积累而发生变化，所以需要根据上述变化不断调整，每隔一段时间需进行调试，调试时间和频率是根据具体情况由听力师掌握。

五、耳蜗植入术后为什么要进行听觉言语康复训练？

人工耳蜗植入的目的不仅仅是使患者重新听到声音，更重要的是使患者能听懂声音或恢复言语交流，人工耳蜗给耳聋患者提供了听的感觉，但人工耳蜗装置毕竟不是真耳,不能完全模拟正常的耳蜗功能,电极导联数目的限制以及电声听觉的差异,使得耳蜗植入患者获得的有用的听觉信息是有限的。

为使听障儿童最终能够言语交流,充分发挥人工耳蜗助听、学语设备的作用,开展科学的言语康复训练非常重要,通过言语康复训练有针对性地对听障儿童进行感音、辨音等训练,针对构音、发音、呼吸三大系统进行言语矫治训练,以减轻耳聋给患儿造成的听觉、言语障碍及其他不良影响,使其能听会说,与人正常进行语言交往,达到回归主流社会的目的。

六、 耳蜗植入术后多久开始进行言语康复训练?

听觉中枢发育具有一定的"敏感期",越早实施人工耳蜗植入手术,可以越早地暴露于语言环境下,刺激语言中枢发育,听觉发展越快,康复效果越明显。人工耳蜗植入术后一个月左右进行开机,开机后就可以进行言语康复训练了,可先进行听觉能力的测试,根据听觉能力再进行康复训练,遵循由简单到复杂,由易到难的过程。

如果年龄符合康复中心的要求(通常要1.5~2周岁),可以到康复中心进行言语康复训练;对于1.5岁或更小的低龄儿童,家长可带着孩子一起进行亲子同训,如果没有条件每天到康复机构训练,家长可学会家庭康复训练的方法再教孩子,科学地进行家庭康复,把握好开机后6个月内的康复黄金期,帮助孩子学会主动聆听和开口说话。

七、 进行听力语言康复训练一定要到专业的机构吗?

术后听力语言康复是一个艰苦而长期的过程,需要到专业康复机构由专业人员和家人配合实施。听力语言康复包括听觉康复、言语矫治与语言教育三部分,是在听力学家、专业言语康复教师和家长的指导下,通过各种声刺激和反复的听说练习、强化记忆,逐步形成和发展感知声音、认识声音、分析声音、理解声音的能力,特别是对语言的感知能力,建立听觉概念。

成人语后聋患者由于耳聋前听觉语言系统已经建立,术后康复过程相对容易一些,可以较快地适应和掌握人工耳蜗所提供的声音信息,并恢复言语交流。语前聋患者听觉语言系统发育不完善或完全没有发育,他们的听力年龄是从开机开始算起,就像刚出生的婴儿一样需要从觉察声音、分辨声音、理解语言、发展语言等逐步发育,建立起自己的听觉语言系统。

对于年龄比较小的患儿;可进行亲子同训,由家长学会以后再教给孩子,学习过程中出现问题及时与康复机构沟通,以利于康复,达到更好的言语交流效果。

八、 耳蜗植入儿童需要进行多长时间的言语康复训练？

大概2～3年。不同的患者康复的时间长短不一，人工耳蜗植入手术时间越早，言语康复时间越短。1～2岁儿童植入后，经过1～2年的言语康复训练，就能达到比较好的言语康复效果；语前聋患儿植入时间晚或成年后进行人工耳蜗植入手术的患者，言语康复时间则较长，康复效果也相对差一些，可能需要4～5年或更长时间，其效果也不能完全达到正常人水平。

九、 家长在家中可以帮助儿童进行哪些康复训练？

1. 持续佩戴助听设备

除了睡觉和洗澡，孩子要坚持一直佩戴助听设备，并保证助听设备处于最佳的工作状态。家长应尽快学会助听设备的检查、维护和保养等基本方法，每天通过林氏六音测试、使用监听耳机等器具检查孩子的助听设备和听力状况，或者在每天起床后通过叫名字等方法观察孩子的听觉反应，确保孩子的助听设备处于良好的工作状态。孩子的耳道必须保持清洁和健康。佩戴助听器的孩子要定期更换耳模，这是因为孩子的耳朵发育很快，佩戴合适的耳模可以确保声音输送效果最佳。

2. 与听力师保持积极沟通

家长要及时观察并记录孩子在日常生活中的听觉反应，如对声音反应是否灵敏、分辨是否清楚、在嘈杂的环境里或对突然出现的较大响声是否感到不舒服，甚至感到痛苦，是否经常自行调整甚至关闭助听设备，孩子发出的声音音量和音调有没有变化等，如果发现以上问题，随时向听力师反映，及时采取应对措施。

3. 在家里创造良好的聆听环境

家长在进行家庭环境布置时，一定要考虑到孩子的听力障碍因素，创设相对安静的家庭环境，比如铺上地毯或挂厚实的窗帘增加室内隔音和吸音的效果。康复初期，说话者与孩子说话时要注意排除家里的各种噪音，如电视声、广播声、窗外的汽车声、风扇或洗衣机转动声等，这些声音会通过助听设备被进一步放大，使孩子听不清或听不到说话者的声音；避免两个人或者两个以上的人同时和孩子讲话。当孩子适应并具备一定的听觉技能后，可以逐渐增加环境中的其他声响，让孩子学会在自然的环境中学习聆听。尽量创设丰富多彩的声音环境，除根据自然生活中发出的各种声响进行听觉训练外，还应该有意识地寻找各种常见的而听障儿童不好捕捉到的声音，家长可以通过录音机等手段录制下来，让孩子反复听辨。主要包括自然声响、各种美妙的音乐以及有意义的人类语言等。

4. 利用身边的一切声响教孩子学习声音

对于年幼的听障孩子而言，佩戴助听设备初期，并不能马上准确地捕捉声音，理解声音的意义，需要学习聆听并理解声音。因此，家长需要对声音敏感起来，充分利用身边各种各样的声音，有意识地教孩子识别和辨认，培养孩子的聆听技能，家长们可以根据培训机构老师们的培训视频进行学习。

5. 设立正确的期望值和合理的发展目标

听障儿童的康复训练是一个漫长而且艰苦的过程，家长要设立适合孩子发展的康复目标和切实可行的期望值，使得孩子有听语(听声音)兴趣。切忌设立超过孩子能力范围的康复目标，使孩子失去兴趣，以至于无法进行康复训练。因此，家长不但要坚持长期的训练，还要让孩子很有兴趣地学习，鼓励是听障儿童达到康复效果事半功倍的好办法，观察孩子的进展，不失时机地表扬、鼓励孩子，以激发孩子的自信心。

6. 定期进行听觉能力评估

定期对孩子进行听觉能力评估，是监测听障儿童听觉能力发展的重要手段之一。听辨林氏六音，通过听这六个代表不同频率的声音，可以简单判断出儿童听力补偿情况和助听器的工作情况，家长可以经常使用。

7. 听觉训练与语言、发音等训练相结合

听觉康复训练不能单独进行，它应该与语言、发音等训练内容密切结合，形成一个完整的康复训练系统。因为，听、说、认知等内容本身就是一个完整的结构体系，不可分割开来。因此，孤立地进行听觉康复训练效果是不会理想的。

十、 聋儿经过康复训练后能像听力正常的孩子一样去上学吗?

对于精神发育和言语康复效果较好的听障儿童，可以融入到听力健全的孩子们中去进行学习和玩耍。此时，家长要多给予孩子鼓励，帮助孩子树立自信。并注意定期进行听觉能力评估，确保听的效果。

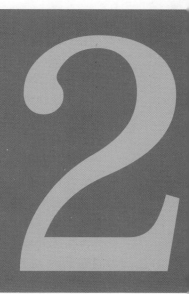

第二章
鼻科科普知识

第一节 鼻 疖

一、鼻周长疖子的原因有哪些?

鼻疖是鼻前庭、鼻尖和鼻翼部的毛囊、皮脂腺或汗腺的局限性急性化脓性炎症,以鼻前庭最为常见,多因挖鼻、拔鼻毛或外伤致鼻前庭或外鼻皮肤附属器损伤,继发细菌感染所致。

二、鼻疖常见的致病菌有哪些?

鼻疖常见的致病菌是金黄色葡萄球菌。

三、哪些人容易长鼻疖?

好发于慢性鼻前庭炎者、糖尿病或全身抵抗力低下者、有挖鼻或拔鼻毛等不良习惯者;另外,与经常食用辛辣刺激食物及酸性较大的食物,吸烟、喝酒等因素也有关。

四、 长鼻疖会有哪些症状?

1. 红肿热痛

局部红肿热痛,呈局限性隆起,有时伴低热和全身不适。因鼻前庭处皮肤缺乏皮下组织,皮肤与软骨膜直接相连,发生疖肿时,疼痛剧烈。

2. 疖肿

约在1周内,疖肿成熟后,顶部出现黄白色脓点,可自行破溃排出脓栓而愈。

3. 淋巴结肿大

可伴有下颌下或颏下淋巴结肿大,有压痛。

4. 其他

若临床处理不当,炎症向周围组织扩散,会引起上唇和面颊部蜂窝织炎,表现为同侧上唇、面颊和上睑红肿热痛等;炎症向深层扩散,可致鼻翼或鼻尖部软骨膜炎;向上方扩散,易合并海绵窦感染。

五、 长鼻疖会出现哪些并发症?

(1)鼻翼或鼻尖部软骨膜炎。由于炎症向深层扩散,波及软骨膜所致。

(2)颊部及上唇蜂窝织炎。提示炎症已向周围扩散,易合并海绵窦感染。

(3)眶蜂窝织炎。

(4)海绵窦血栓性静脉炎。为鼻疖最严重的颅内并发症,多因挤压疖肿使感染扩散,经内眦静脉和眼上、下静脉而入海绵窦所致。

六、 鼻疖如何治疗?

治疗原则:严禁挤压,控制感染,预防并发症。

(1)疖未成熟者:可清洁皮肤及涂抹各种抗生素软膏,并配合做理疗等。

(2)疖已成熟者:可待其自行破溃或在无菌操作下用小探针挑破脓头,促其破溃排脓,亦可以尖刀挑破脓头后用小镊子钳出脓栓,也可用小吸引器头吸出脓液;切开时务必不要切及周围浸润部分,严禁挤压。

(3)鼻疖破溃后:局部清洁消毒,促进引流;破口涂以抗生素软膏,既可保护伤口不致结痂,也可达到消炎、促进愈合的目的。

(4)合并海绵窦感染者:必须给予足量抗生素,必要时请眼科和神经外科医生会诊,协助治疗。

七、 成熟的鼻疖为什么不能挤压？

外鼻的静脉主要经内眦静脉和面静脉汇入颈内静脉，内眦静脉又可经眼上、下静脉与海绵窦相通；另外，面部的静脉无瓣膜，血液可双向流动。因此，鼻部的疖肿若被挤压，病菌可沿内眦静脉和眼上、下静脉向颅内扩散，引起海绵窦血栓性静脉炎。

八、 鼻疖并发海绵窦血栓性静脉炎时会有哪些临床表现？

临床表现为寒战、高热、剧烈头疼、患侧眼睑及结膜水肿、眼球突出固定、视盘水肿甚至失明，严重者危及生命。

九、 鼻疖并发海绵窦血栓性静脉炎如何治疗？

合并海绵窦血栓性静脉炎者，必须住院，给予足量、敏感的抗生素治疗，必要时请眼科和神经科医师会诊，协助诊治。

十、 经常长鼻疖者如何做好日常生活保健？

（1）积极治疗鼻腔或全身性疾病（如鼻前庭炎、糖尿病等）。

（2）养成良好的生活习惯，起居规律，劳逸结合，保持开朗乐观的心态。

（3）加强锻炼，提高机体免疫力。

（4）合理饮食，进食富含蛋白、多维生素、清淡易消化食物，忌食辛辣、刺激性食物，忌烟酒。

（5）戒除挖鼻、拔鼻毛等不良习惯。

（6）保持鼻部及皮肤清洁，老年人及糖尿病患者尤其注意，特别是夏季，应做到勤理发、勤洗头、勤洗澡、勤换衣。

（7）保持皮肤完整，避免针尖、竹木、鱼骨刺伤皮肤。

（8）鼻子上长粉刺和痤疮时，不要用手搔抓，防止感染。避免外界各种刺激（如热水烫洗、肥皂擦洗），避免接触易过敏物。

（9）患本病时应避免撞击患部，切忌挤压，如伴有高热、头痛、患侧眼睑及结膜水肿须警惕并发海绵窦感染，并应立即就诊。

第二节　儿童鼻出血

一、儿童鼻出血常见的出血部位在哪?

儿童鼻出血原因与成人相似,可分为原发性鼻出血和继发性鼻出血。但儿童鼻出血有自身特点,多发生在鼻中隔前下方的易出血区(利特尔动脉丛或克氏静脉丛,图2.1)。

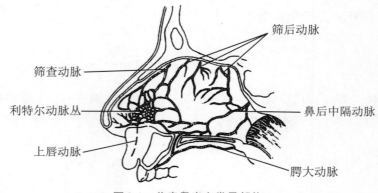

图2.1　儿童鼻出血常见部位

二、儿童鼻出血的原因有哪些?

引起儿童鼻出血的原因可分为局部病因和全身性疾病两类。

1.局部病因

■ 鼻部炎症:各种鼻腔、鼻窦特异性或非特异性炎症均可致鼻黏膜毛细血管受损出血。如:鼻变态反应引起鼻黏膜水肿,毛细血管扩张和通透性增加;急性鼻炎患儿鼻腔黏膜高度充血引起鼻腔黏膜血管破裂出血等。

■ 鼻外伤:分为鼻内损伤和鼻外损伤。儿童以鼻内损伤为主,包括各种鼻部炎症发作时的频繁擤鼻、剧烈喷嚏、揉鼻、挖鼻等物理损伤(这是鼻部炎症尤其是过敏性鼻炎导致鼻出血的重要原因之一)和鼻内用药致鼻黏膜糜烂(主要为操作不当所致)引起鼻出血。鼻外损伤主要是指鼻部外伤,包括鼻骨、鼻中隔或鼻窦骨折及鼻窦气压骤变等损伤局部血管或黏膜,严重的鼻和鼻窦外伤可合并前颅底或中颅窝底骨折,若损伤筛前动脉,一般出血量较多,若损伤颈内动脉,则危及生命。

■ 鼻腔异物：儿童玩耍时常将豆类、果核、玻璃球、橡皮、纸卷、金属纽扣电池等塞入鼻孔内致鼻腔异物。此类情况多为单侧鼻出血或血涕，因鼻腔异物长期存留于鼻腔内，可致鼻腔黏膜糜烂出血，伴感染时可有鼻腔臭味。动物性鼻腔异物，如水蛭等，可引起反复大量鼻出血。

■ 鼻腔肿瘤：如鼻腔血管瘤或鼻咽纤维血管瘤，一般鼻出血量较多。

2. 全身性疾病

凡可引起动脉压或静脉压增高、凝血功能障碍或血管张力改变的全身性疾病均可致鼻出血。

■ 急性发热性传染病：各种病原菌引起的上呼吸道、下呼吸道、消化道或全身性感染，如流感、出血热、麻疹、疟疾、白喉、伤寒等，多因鼻黏膜充血、肿胀或干燥，致毛细血管破裂出血。出血部位多位于鼻腔前部，量较少。其中上呼吸道感染最多见，出血量多少和感染严重程度可不成正比。

■ 血小板量或质异常性疾病：如白血病、再生障碍性贫血等血液系统疾病；严重感染继发噬血细胞综合征等全身性疾病，导致血小板下降至 50×10^9 /L 以下都可以引起全身性出血，其中鼻腔为最常见的出血部位，多为双侧性、持续性渗血，并可反复发生。

■ 凝血机制异常：如先天性凝血功能障碍、风湿性疾病引起抗磷脂综合征、严重肝功能损害常致凝血障碍引起鼻出血。

■ 抗血栓药物的使用：如阿司匹林、氯吡格雷、法华林、肝素等亦可引起反复鼻出血。

■ 营养障碍或维生素缺乏：维生素C、K、P或钙缺乏。维生素C、P缺乏会增加毛细血管脆性和通透性；维生素K与凝血酶原形成有关；钙为凝血过程中必不可少的物质。

■ 有家族史：遗传性出血性毛细血管扩张症常有家族史。

三、 儿童在家发生鼻出血时应该如何处理？

鼻出血是儿童期常见症状，且多数为自限性，家长应避免自身过度紧张而导致儿童紧张加剧呼，甚至哭闹，加重鼻出血。正确的压迫止血部位及方法（图2.2）：

（1）头部稍向前倾（防止血液倒流入咽部，引起窒息）。

（2）按压鼻翼部而非鼻梁。

（3）中等力度压迫（既能将鼻翼向内压迫至鼻中隔，又不使患儿疼痛）。

（4）持续至少10分钟。

压迫止血时可用冷水袋或湿毛巾敷鼻根和后颈，促使血管收缩减少出血。如按压15分钟后仍有活动性出血，应及时到医院就诊，防止出血量过多引起失血性休克。

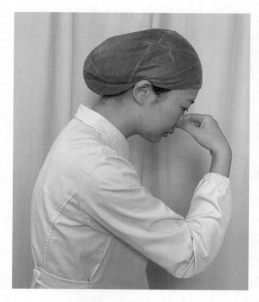

图2.2　指压法止血

四、 经常流鼻血的儿童日常生活中应注意哪些问题?

（1）养成良好的生活习惯,避免偏食,合理的饮食搭配,选择富含蛋白质、维生素、铁的食物,忌坚硬、辛辣刺激性食物。

（2）避免碰撞、挤压鼻部,纠正挖鼻、用力擤鼻、揉鼻、把异物塞入鼻腔等不良习惯。

（3）减少患儿哭闹,避免紧张、激动的情绪,预防诱发、加重鼻出血。

（4）重视原发病的治疗,多数儿童鼻出血与鼻炎有关,积极治疗鼻炎,鼻喷药物是最常用的治疗,掌握正确的鼻腔喷药方法,避免使用鼻喷药物时损伤鼻中隔黏膜。

（5）保持鼻腔湿润,平时多饮水,保持室内湿度适宜,适当使用鼻腔润滑剂,如复方薄荷樟脑滴鼻剂或生理海盐水在鼻孔内局部喷用,可防止鼻腔干燥。冬季外出时可佩戴口罩进行保护,避免冷空气的刺激。

（6）掌握鼻出血紧急处理方法:手指捏紧两侧鼻翼10～15分钟,同时用冷冰袋或湿毛巾敷鼻根和后颈,身体放松,口腔内的血液应吐出勿咽下;如出血量多,不能止住,需及时到医院就诊。

第三节　老年鼻出血

一、老年人鼻出血的原因有哪些?

老年人鼻出血的原因可分为局部原因和全身原因两类。

1. 局部原因

(1) 外伤:鼻腔、鼻窦外伤或手术均可损伤血管而发生鼻出血。严重的头颅外伤可损伤颈内动脉,发生即刻或延迟性严重鼻出血。

(2) 鼻中隔偏曲、萎缩性鼻炎:鼻中隔偏曲因黏膜干燥和糜烂,以致血管破裂出血;萎缩性鼻炎因鼻黏膜萎缩变薄、干燥,毛细血管易破裂出血。

(3) 鼻腔、鼻窦或鼻咽部肿瘤:其中鼻腔血管瘤最为常见。恶性肿瘤早期多表现为涕中带血,鼻咽肿瘤表现为回吸性血涕。

(4) 鼻腔鼻窦炎症或特殊感染:出血量较少。

(5) 鼻腔异物:多见于智力障碍的老年患者。

2. 全身原因

(1) 心血管疾病:高血压、血管硬化和充血性心力衰竭等。多因动脉压升高致鼻出血。出血前常有预兆,如头昏、头痛、鼻内血液冲击感等。常为单侧性、动脉性出血,来势凶猛,多位于鼻腔后部(下鼻道、嗅裂内多见),为搏动性出血。

(2) 凝血功能障碍性疾病:各种血液病、服用抗凝药物、肝病和化学物或药物中毒等。

(3) 内分泌失调:主要见于绝经期女性,可能与毛细血管脆性增加有关。

(4) 急性发热性传染病:流感、出血热、麻疹、疟疾等。常发生在疾病的高热期,多因高热、鼻黏膜剧烈充血、肿胀或干燥,致毛细血管破裂出血。

(5) 遗传性毛细血管扩张症:此病为显性遗传性疾病,常有家族性鼻出血史。

二、老年人鼻出血常见的出血部位在哪?

老年人鼻出血多发生在鼻腔后段鼻-鼻咽静脉丛(吴氏鼻-鼻咽静脉丛),也可为鼻中隔后部动脉(90%来自蝶腭动脉,图2.3)出血,该部位鼻出血多较凶猛,不易止血。临床上下鼻道后部和嗅裂出血在老年患者中也较常见。

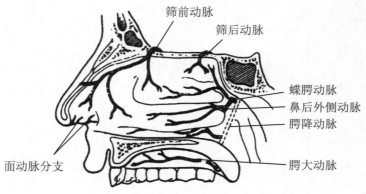

图2.3　老年人鼻出血常见部位

三、 如何估算鼻出血的出血量？

可通过以下方法对鼻腔出血量进行评估：

1. 临床指标

主要根据血压、脉搏及全身状况进行综合评估，是判断出血量的最常用方法。少量出血：出血量＜50 mL，表现为鼻腔滴血、流血，无其他体征改变；较大量出血：出血量为50～199 mL，表现为鼻腔不停流出鲜血或反复出血，可有新鲜血从口中吐出或呕出；大量出血：出血量≥200 mL，表现为从口鼻腔涌出大量鲜血，当出血量达500～1000 mL，可出现出汗、乏力、脉速、血压下降等。

2. 血液检查指标

血红蛋白数值是反映出血量的重要指标，正常体重患者，出血后血红蛋白下降10 g/L时，失血量400～500 mL，但在出血初期体液还未从细胞外间隙进入血循环中时，检查结果可无异常。

3. 容积、面积法

容积法：用容器收集患者吐出的血液，通过量杯测量吐出的血液。

面积法：通过测量纱布或棉球被血污染的面积与血量的关系来测量。

4. 休克指数

休克指数＝脉率/收缩压(mmHg)。休克指数＜0.5，无休克；休克指数为1，为轻度休克状态，表示失血量为全身血量的20%～30%；休克指数为1.5，为休克状态，表示失血量为全身血量的30%～60%；休克指数为2，为严重休克状态，表示失血量为全身血量的50%～70%。

5. 体位试验

通过观察改变体位前后情况，先记录平卧位时的脉搏，再测半卧位3分钟的脉搏，如脉搏增快在25次/分钟以下，且无头晕、眼花等症状，提示出血量不严重或机体已代偿，若脉搏增快在30次/分钟以上或有头晕、眼花等症状，则提示出血量较多。

四、老年人在家发生鼻出血该怎么办?

老年人鼻出血时需保持镇静,以免过度紧张引起血压升高、出血加剧;取坐位、头部略前倾,用手指捏紧两侧鼻翼10~15分钟,同时用冷冰袋或湿毛巾敷鼻根和颈部,以促进血管收缩减少出血;高血压患者注意监测血压,控制血压在理想水平;口腔内的血液勿咽下,应吐在容器内,避免引起胃部不适导致呕吐,同时便于评估出血量;如出血量多,需及时到医院就诊。

五、老年鼻出血如何治疗?

老年鼻出血的治疗原则:长期、反复、少量出血者应积极寻找病因;大量出血者需先立即止血,再查找病因。大量出血者常情绪紧张和恐惧,故应予以安慰,使之镇静。相对于鼻腔前部出血,鼻腔后部的出血多来源于动脉,出血量较大,难以控制,须明确是哪一侧鼻腔出血、出血部位在哪,最好在鼻内镜下仔细检查,进而选择适宜的止血方法。

(一)一般处理

取坐位或半卧位,头部略向前倾,吐出口内血液,防止误咽刺激胃部引起呕吐或血液阻塞呼吸道引起窒息。休克者,应取中凹卧位,头偏向出血鼻腔一侧,按低血容量性休克急救。

(二)局部处理

用手指捏紧两侧鼻翼,压迫10~15分钟,同时用冷水袋或湿毛巾敷鼻根和后颈,以促使血管收缩减少出血。如出血较多,对于无禁忌证患者,可先用浸以血管收缩剂的棉片置入鼻腔,收缩鼻腔黏膜和血管达到暂时止血,再寻找出血部位。亦可在鼻内镜下用吸引器边吸血液、边寻找出血部位。常用的止血方法有:

1. 烧灼法

适用于反复小量出血且明确出血点者。目的为破坏出血处毛细血管网,使血管封闭或凝固而止血。传统的烧灼法是应用化学药物或电灼。烧灼范围越小越好,应避免烧灼过深,烧灼后局部涂以软膏。临床以双极电凝烧灼最为常见,可以控制能量大小,避免能量过大,烧灼不当,导致黏膜或软骨坏死。在鼻内镜引导下进行上述操作,可提高准确性,且疗效确切。注意出血部位位于鼻中隔者无论采取何种方法烧灼,都应避免同时烧灼鼻中隔两侧对称部和烧灼时间过长,以免引起鼻中隔穿孔。

2. 填塞法

适用于出血较剧、渗血面较大或出血部位不明者。常用方法有4种：

■ 前鼻孔可吸收性材料填塞法：较适用于鼻黏膜弥漫性、出血量较小的鼻出血。可吸收性材料有明胶海绵等，也可用明胶海绵蘸以凝血酶粉、三七粉或云南白药。此方法的优点是填塞物可被组织部分吸收，因此避免了抽取填塞物时造成鼻黏膜损伤而再次出血。

■ 前鼻孔纱条填塞法：是较常用的有效止血方法。适用于出血较剧且出血部位不明确，或外伤致鼻黏膜较大撕裂的出血以及其他止血方法无效者。① 材料：凡士林油纱条、抗生素油膏纱条、碘仿纱条。② 方法：将纱条一端双叠约10 cm，将其折叠端置于鼻腔后上部嵌紧，然后将双叠的纱条分开，短端平贴鼻腔上部，长端平贴鼻腔底，形成一向外开放的"口袋"。然后将长纱条末端填入"口袋"深处，自上而下、从后向前进行填塞，使纱条以适当的张力填满鼻腔（图2.4）。填塞妥后若仍有血液自后鼻孔流入咽部，则须撤出纱条重新填塞或改用后鼻孔填塞法。③ 注意事项：凡士林油纱条填塞时间一般24～48小时，如必须延长填塞时间，需辅以抗生素预防感染，一般不宜超过3～5天，否则有可能引起局部组织压迫性坏死和感染。使用抗生素油膏纱条和碘仿纱条填塞则可适当增加留置时间。

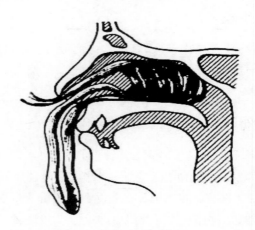

图2.4　前鼻孔纱条填塞法

■ 后鼻孔填塞法：前鼻孔纱条填塞未能奏效者，可采用此法（图2.5）。方法和步骤如下：① 先用凡士林油纱条做成与患者后鼻孔大小相似的锥形纱球（或做成较后鼻孔略大的枕形纱球），纱球尖端系粗丝线两根，纱球底部系一根；② 用小号导尿管于出血侧自前鼻孔经鼻腔、鼻咽插至口咽部，用长弯血管钳将导尿管头端牵出口外，尾端仍留在前鼻孔外；③ 将纱球尖端丝线牢固缚于导尿管头端，回抽导尿管尾端，将纱球引入口腔；④ 用手指或器械将纱球越过软腭纳入鼻咽部，同时稍用力牵拉导尿管引出的纱球尖端丝线，使纱球紧塞后鼻孔；⑤ 随即用凡士林油纱条填塞鼻腔;⑥ 将拉出的纱球尖端丝线缚于一小纱布卷固定于前鼻孔;⑦ 纱球底部的丝线自口腔引出固定于口角旁。

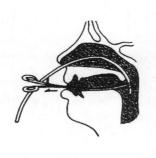 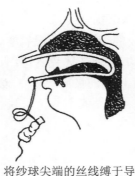 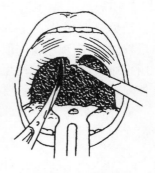

（a）将导尿管头端拉出口外　（b）将纱球尖端的丝线缚于导　（c）借器械之助，将纱球向上
　　　　　　　　　　　　　　　　尿管头端，回抽导尿管　　　　　推入鼻咽部

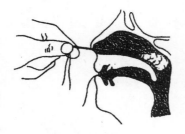 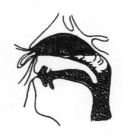 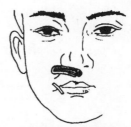

（d）将线拉紧，使纱球嵌入后鼻孔　（e）再作鼻腔填塞　　（f）纱球尖端上的系线固定于
　　　　　　　　　　　　　　　　　　　　　　　　　　　　　前鼻孔处，底部单线固定
　　　　　　　　　　　　　　　　　　　　　　　　　　　　　于口角

图2.5　后鼻孔填塞法主要步骤

■ 鼻腔或鼻咽部气囊或水囊压迫法:用指套或气囊缚在小号导尿管头端,置于鼻腔或鼻咽部,囊内充气或充水以达到压迫出血部位的目的。此方法可代替后鼻孔填塞。近年,国内已有生产与鼻腔解剖相适应的鼻腔和后鼻孔止血气囊和水囊,此方法简单、方便、患者痛苦小。

3. 血管结扎法

对严重出血者可采用此法。中鼻甲下缘平面以下出血者可结扎上颌动脉或颈外动脉;中鼻甲下缘平面以上出血者,需结扎筛前动脉;鼻中隔前部出血者可结扎上唇动脉。目前临床较少采用。

4. 血管栓塞法

对严重出血者可采用此法。应用数字减影血管造影和超选择栓塞技术,找到责任血管并栓塞。此法准确、快速、安全可靠,但费用较高,有偏瘫、失语和一过性失明等风险,临床使用较少。

（三）全身治疗

引起鼻出血的原因多种多样，出血的程度亦有不同。因此鼻出血的治疗不应仅仅是鼻腔止血。对由于鼻腔、鼻窦有复杂病变或因全身疾病引起的鼻出血以及出血量较大者，应视病情采取必要的全身治疗。视病情轻重可口服、肌内注射或静脉应用止血剂，适当补充维生素，有贫血或休克者应纠正贫血或抗休克治疗。严重者需住院观察，注意失血量和可能出现的贫血或休克。鼻腔填塞可致血氧分压降低以及二氧化碳分压升高，故对老年患者应注意心、肺、脑功能检测，必要时给予吸氧治疗。

（四）其他治疗

（1）鼻中隔前下部反复出血者，可局部注射硬化剂或无水乙醇，也可施行鼻中隔黏骨膜下剥离术。

（2）遗传性出血性毛细血管扩张症者，可行面部转移全层皮瓣鼻中隔植皮成形术。

（3）因全身性疾病引起者，应请相应专科医生进行同期治疗原发疾病。

六、鼻出血在鼻内镜观察下止血有哪些优势？

（1）易于明确鼻腔各部位活动出血点，尤其是鼻腔后部出血点。

（2）直视观察下精确操作，简便易行，止血准确和迅速，且止血效果好。

（3）患者的损伤和痛苦小，不需要前鼻孔或后鼻孔填塞，故该技术尤其适用于合并高血压、血管疾病等患者。

七、鼻出血行鼻腔填塞后需注意什么？

（1）卧床休息，采取半卧位，有利于分泌物的引流和减轻鼻面部肿胀。

（2）鼻腔填塞物的油纱条一般在填塞后72小时内抽取，患者切忌自行拔除填塞物。

（3）避免剧烈咳嗽、打喷嚏，可用舌尖顶住上颚或深呼吸来缓解打喷嚏。

（4）可用冰袋冷敷鼻根部，出血严重者，可酌情用冰袋冷敷双侧颈部外侧。

（5）进温凉易消化的流质、半流质或软食，饮食富含粗纤维，保持大便通畅。

（6）用生理盐水漱口，去除口腔内血渍和异味，增加舒适，保持口腔清洁卫生，预防口腔感染，鼻腔填塞期间可用湿纱布覆盖口鼻，以缓解不适。

（7）保持良好的心理状态，消除焦虑、恐惧情绪，防止因情绪激动加重鼻出血。

（8）指导堵鼻后的行为训练：① 堵鼻张口呼吸训练：取半卧位或平卧位，张开双唇呈发"a"音时的形状,深吸气,同时腹部内收、胸廓上抬,持续3s;然后双唇稍收变成发"o"音时的形状,将气体慢慢吐出,同时胸廓下放,直至腹部完全放松。② 堵鼻吞咽功能训练:取半卧位,将10 mL温开水含于口腔,然后配合呼吸将水慢慢分流咽下;吞咽过程中舌根放松,如想打喷嚏,可用舌尖轻顶上颚,张开双唇配合呼吸,以免吞咽时发生呛咳反射或吞咽困难。

八、 行前、后鼻孔填塞后出现疼痛怎么办?

(1)体位:术后采取半卧位,利于引流,减轻鼻面部充血水肿及局部肿胀引起的疼痛。

(2)分散注意力:通过听音乐、读书、看视频等方式转移注意力。

(3)冷敷:可用冰袋或降温贴冷敷鼻根部。

(4)按摩治疗:前额痛可按摩印堂、合谷、阳白穴,两侧痛可按摩百会穴,后顶痛可按摩风池、外关等穴位。

(5)药物止痛:必要时遵医嘱可口服或静滴止痛药物进行止痛。

(6)若出现鼻痒、鼻腔干燥、疼痛等症状,可用少许0.45%的氯化钠溶液或液状石蜡浸润,以缓解填塞后疼痛。

九、 如何做好日常预防保健?

(1)积极控制原发疾病,高血压者应遵医嘱规律服药,监测血压,控制血压<140/90 mmHg,避免因高血压导致鼻腔出血。

(2)保持鼻腔湿润,鼻腔黏膜干燥者可给予金霉素软膏、红霉素软膏或复方薄荷滴鼻剂等进行涂抹。

(3)避免挤压、碰撞鼻部,避免养成抠鼻、挖鼻等不良习惯,掌握正确的擤鼻、滴鼻及鼻腔喷药方法。

(4)保持良好的心理状态,避免紧张激动的情绪,预防再次发生鼻出血。

(5)进食清淡、营养丰富、易消化、富含纤维素的食物,食物温度避免过热,忌烟酒、坚硬及辛辣刺激性食物。

(6)北方地区气候干燥,增加室内湿度非常重要,可在地上洒水,亦可用加湿器进行加湿。

第四节　过敏性鼻炎

一、什么是过敏性鼻炎?

过敏性鼻炎(allergic rhinitis,AR)也称变应性鼻炎,是特应性个体接触致敏原后由IgE介导的以炎性介质(主要是组胺)释放、有免疫活性细胞和细胞因子等参与的鼻黏膜慢性炎症反应性疾病,以鼻痒、喷嚏、鼻分泌亢进、鼻黏膜肿胀等为主要特点,其在普通人群中的患病率为10%~25%,近年来随着工业化程度的进展,本病的发病率有逐年增加的趋势。过敏性鼻炎传统上分为常年性过敏性鼻炎(perennial allergic rhinitis,PAR)和季节性过敏性鼻炎(seasonal allergic rhinitis,SAR)。世界卫生组织"变应性鼻炎及其对哮喘的影响"工作小组根据发病时间特点将AR分为间歇性和持续性,根据疾病对生活质量的影响,按严重程度将AR划分为轻度和中/重度,此分类方法是临床上选择阶梯方式治疗方案的依据。

二、过敏性鼻炎是怎么发生的?

过敏性鼻炎属IgE介导的Ⅰ型变态反应,涉及多种免疫细胞、细胞因子和黏附分子等的相互作用。概括起来讲,过敏性鼻炎的发病有两个阶段:首先是变应原刺激机体并使之处于致敏阶段,此阶段初始T细胞向Th2分化,产生Th2类细胞因子,使B细胞分化为浆细胞并产生IgE,IgE通过其在肥大细胞和嗜碱性粒细胞表面上的受体而结合在这两种细胞的细胞膜上;随后当变应原再次进入鼻腔,并与结合在肥大细胞和嗜碱性粒细胞上的IgE发生桥接(即一个变应原与两个IgE分子的Fab端相结合),导致肥大细胞和嗜碱性粒细胞脱颗粒释放多种炎性介质(主要是组胺)作用于细胞和血管腺体等,引发一系列的临床表现。

过敏性鼻炎的基本病理改变是:以组胺为主的多种介质的释放,引起鼻黏膜明显的组织反应,表现为阻力血管收缩(鼻黏膜苍白),或容量血管扩张(鼻黏膜呈浅蓝色)、毛细血管通透性增高(黏膜水肿),多种免疫细胞浸润,尤以嗜酸性粒细胞浸润明显。副交感神经活性增高,腺体增生、分泌旺盛(鼻涕增多),感觉神经敏感性增强(喷嚏连续性发作)。这些病理变化常使鼻黏膜处于超敏感状态,使某些非特异性刺激(冷、热等)易于诱发过敏性鼻炎的临床症状。

三、 过敏性鼻炎有哪些临床表现？

（1）鼻痒：是鼻黏膜感觉神经末梢受到刺激后发生于局部的特殊感觉。合并变应性结膜炎时也可有眼痒和结膜充血，有时可伴有外耳道、软腭及咽部发痒。

（2）喷嚏：为反射性动作。呈阵发性发作，从几个、十几个或数十个不等，多在晨起或夜晚发作或接触变应原后即刻发作。

（3）流涕：大量清水样鼻涕，是鼻分泌亢进的特征性表现。

（4）鼻塞：轻重程度不一，可表现为间歇性或持续性，单侧、双侧或两侧交替性鼻塞。

（5）嗅觉障碍：由于鼻黏膜水肿明显，部分患者嗅觉减退。

四、 引起过敏性鼻炎主要过敏原（变应原）有哪些？

（1）常见引起常年性过敏性鼻炎的吸入性过敏原：尘土、螨、花粉、真菌、动物皮屑、羽毛、昆虫等。

（2）常见引起季节性过敏性鼻炎的吸入性过敏原：榆、杨、槭、白蜡、柳、云杉、车前、沙枣、十字花科、桑科、梓、柽柳、蓖麻、苦豆子、向日葵、蓼属、骆驼蓬、葎草属、莎草科、禾本科、藜科、苋科、蒿属等。

（3）常见引起过敏性鼻炎的食入性过敏原：牛奶、鱼虾、鸡蛋、水果等，此外某些口服药物亦可导致。

五、 过敏性鼻炎患者如何查找致敏变应原？

1. 特异性皮肤点刺试验

是将少量高度纯化的变应原液体滴于患者前臂，再用特制的点刺针轻轻刺入皮肤表层。如患者对该变应原过敏，则会在 20 min 内在点刺部位出现类似蚊虫叮咬的红肿块，出现瘙痒的反应，或皮肤颜色有改变，据此我们基本上就能够确定过敏性疾病的存在。皮肤点刺试验是最常见的诊断方法，依据皮肤点刺部位出现的风团及红晕大小判断阳性程度(图2.6)。

2. 鼻黏膜激发试验

是将特异性或非特异性激发物直接接触鼻黏膜，观察是否可诱发出变应性鼻炎的典型症状，从而确定特异性变应原(图2.7)。具体方法如下：将变应原溶液滴入双层滤纸，将此滤纸放置于患者下鼻甲前端，注射器外套管置于上唇部接收鼻腔分泌物，记录症状出现的时间及喷嚏个数，打喷嚏连续出现3个及以上者或鼻分泌物增多或出现鼻痒、鼻塞者定为阳性。

3. 体外变应原特异性 IgE 检测

需抽取患者静脉血 3 mL,常温下 3 500 r/min 离心 10 min,分离血清。采用试剂盒(图 2.8)和免疫印记仪对其进行过敏原血清特异性 IgE 检测,特异性 IgE>100 U/L 为 IgE 升高,判为相应变应原阳性。

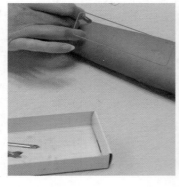 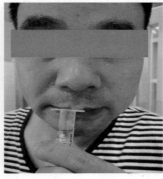 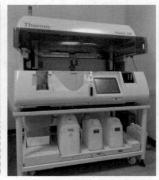

图 2.6　特异性皮肤点刺试验　　图 2.7　鼻黏膜激发试验　　图 2.8　体外变应原测试剂盒

六、 过敏性鼻炎如何治疗?

1. 避免接触过敏原

可给予患者进行过敏原检查,无论是何种过敏原都应尽量避开,不可避免的应尽量减少接触。所有卧具(床垫、被褥、枕头)用不透气外套密封,每 1~2 周用 60 ℃以上热水烫洗;不使用羽绒和蚕丝制作的衣被,不使用毛毯;室内不铺设地毯;毛绒玩具容易成为螨的滋生地,不在床上摆放;不在家中养狗、猫、家禽、鸟类等宠物;定期用杀虫剂杀蟑螂;室外过敏原以花粉多见,应尽量减少各种花粉吸入;室内不养花;室内不堆放容易产生霉变的木材或其他废弃物;腐败的植被中存在较多真菌孢子,故除草时需注意;保持室内空气干燥。

2. 药物治疗

■ 鼻用糖皮质激素:主要包括糠酸莫米松鼻喷雾剂、丙酸氟替卡松鼻喷雾剂、布地奈德鼻喷雾剂等。糖皮质激素抗变态反应的药理学作用包括抑制肥大细胞、嗜碱性粒细胞和黏膜炎症反应;减少嗜酸性粒细胞数目;稳定鼻黏膜上皮和血管内皮屏障;降低受体的敏感性;降低腺体对胆碱能受体的敏感性。该类药物的局部副作用包括鼻出血、鼻黏膜萎缩等,因此须严格遵医嘱使用。

■ 抗组胺药:此类药物主要通过与组胺竞争效应细胞膜上的组胺受体而阻断组胺的生物效应。可以迅速缓解鼻痒、喷嚏和鼻分泌亢进,但对缓解鼻塞的作用较弱。第一代抗组胺药如苯海拉明、异丙嗪、氯苯那敏等具有中枢抑制作用,且多数具有抗胆碱能作用,临床很少使用。第二代抗组胺药克服了上述中枢抑制作用,且抗 H1 受体的作用明显增强,并有一定的抗炎作用,临床常用的有西替利嗪、氯雷他定等。近年临床已有鼻用抗组胺药物应用,有效性和安全性都较好,如盐酸左卡巴斯汀鼻喷雾剂、盐酸氮卓斯汀鼻腔喷雾剂。鼻用抗组胺药起效较快(15～30 min),是变应性鼻炎的一线治疗药物。

■ 肥大细胞膜稳定剂:常用药物为色甘酸钠。肥大细胞致敏后可以释放预合成和新合成的多种介质,它们在过敏性鼻炎的发病中起重要的作用,而色酮类药物有稳定肥大细胞膜的作用,可阻止该细胞脱颗粒和释放介质,但其起效时间多在1周以后,故仅适用于轻症患者或作为预防用药。

■ 抗白三烯药:主要包括扎鲁司特、普鲁司特、孟鲁司特等。白三烯是细胞膜脂质代谢产物,以往发现与支气管平滑肌收缩有关,近年研究发现亦参与过敏性鼻炎的发病,因此白三烯受体拮抗剂为治疗过敏性鼻炎的重要药物,特别是合并哮喘患者。

■ 鼻用减充血药:主要包括呋喃西林麻黄碱滴鼻液、麻黄碱苯海拉明滴鼻液、盐酸羟甲唑啉鼻喷雾剂。通常作为辅助用药用于缓解鼻塞症状,连续使用通常限制在7天内,长期使用可引起药物性鼻炎。

■ 抗胆碱药:胆碱能神经活性增高可导致鼻分泌物亢进,故应用抗胆碱药可以减少鼻分泌物。常用药物为异丙托溴铵,此类药对鼻痒和喷嚏无效。

■ 鼻腔盐水冲洗:可以降低鼻黏膜局部过敏原浓度,缓解症状。

■ 花粉阻隔剂:可减少或阻断鼻黏膜与各种过敏原接触,从而减轻或消除症状。

■ 药物联合治疗:临床医师可以提供药物联合,用于单一药物治疗无效的过敏性鼻炎患者。

3. 变应原特异性免疫治疗

主要用于治疗吸入变应原所致的Ⅰ型变态反应。通过用反复和递增变应原剂量的方法,皮下注射或舌下含服特异性变应原,提高患者对致敏变应原的耐受能力,达到再次暴露于致敏变应原后不再发病或虽发病但其症状却明显减轻的目的。疗程分为剂量累加阶段和剂量维持阶段,一般推荐总疗程在2年以上。

4. 手术治疗

对药物治疗无效又伴有鼻气道阻塞和下鼻甲肥大的患者,临床医师可以提供下鼻甲减容手术或行选择性翼管神经切断术。专家认为,鉴于手术风险因素,尽管缺乏药物和手术治疗之间的平行对照研究,对于药物治疗无效的患者选择手术治疗亦须谨慎。

5. 针灸治疗

对非药物疗法感兴趣的患者,临床医师可以给予针灸疗法。有效地替代药物治疗,减轻症状,避免药物潜在副作用,可能更加人性化。

七、 过敏性鼻炎与支气管哮喘有何关系?

（1）过敏性鼻炎和支气管哮喘都属于呼吸系统疾病，过敏性鼻炎是过敏性哮喘的高危因素，两者常同时存在，且常常互为因果关系，故有"同一气道同一疾病"的说法。

（2）过敏性鼻炎与遗传、过敏以及免疫有很大的关系，而支气管哮喘也与上述因素有关系。

（3）过敏性鼻炎表现为鼻子痒、打喷嚏、流清鼻涕、鼻塞，而支气管哮喘可能会引起喘息、呼吸困难、咳嗽等症状，需要在耳鼻喉科和呼吸内科同时就诊，同时治疗。

八、 过敏性鼻炎患者日常需注意哪些问题?

（1）生活有规律，早睡早起，劳逸结合，适当锻炼，增强抵抗力。戒烟戒酒，尽量避免不必要的应酬，不去人群密集地方，在空调环境的时间不宜过长，电扇不宜直吹。在花粉播散的季节，外出时应佩戴口罩。注意防寒保暖，随气温变化及时增减衣被，防止受凉感冒。

（2）保持居住和工作环境卫生，不养花草，不养宠物，勤通风，减少室内空气中的悬浮物，经常洗晒被褥、床单、床垫和衣服等防止尘螨的滋生。若在空气污染较严重的环境中工作，应注意改善工作环境或调整工种。

（3）保持乐观开朗的精神状态，正确认识病症，坚持配合治疗、复诊，掌握正确的擤鼻、滴鼻及喷鼻方法，切忌随意用药，以免加重病情。

（4）避免接触致敏物，常年性变应性鼻炎者积极查找致敏原并避免接触，例如羽绒制品、动物皮革、化妆品等。

（5）已知对某一种食物过敏时则应暂停食用，可用其他食品替代，忌食寒凉生冷等刺激性食物，慎食鱼、虾、蟹类等海产食物，鼓励患者多吃新鲜蔬菜、水果，补充维生素，多吃补益肺气的食物以提高机体抵抗力。

（6）可进行温冷交替浴、足浴，用淡盐水或冷水清洗鼻腔，如每次洗脸时，用手接触少量凉水，用鼻腔轻轻吸入冷水，然后喷出，反复十次，以达到清洗鼻腔的目的。

（7）可按摩迎香穴（位于鼻翼旁开0.5 cm处），两手微握拳，用两手大拇指指关节在鼻梁两侧上下摩擦，每次5~10分钟，每日两次，手法由轻至重。

九、儿童过敏性鼻炎原因有哪些?

1.遗传和体质

据统计，双亲均患有过敏性疾病时，后代过敏性鼻炎罹患率高达75%，而单亲患有过敏性疾病时,后代罹患率达50％,因此遗传是重要因素。

2. 环境

过敏性鼻炎季节性发作的诱因在于环境中过敏原的刺激,如花粉、室内尘螨、粉尘螨、动物皮屑羽毛等都是引起过敏性鼻炎的致敏原。随着大气污染程度加重,原来不是过敏性体质的儿童,由于身体免疫功能尚不成熟,也有可能演变成过敏性体质,导致儿童过敏性炎症反应的发生。

3. 饮食

食物中有一些过敏原物质刺激鼻黏膜也会引发儿童过敏性鼻炎,所以这些过敏性物质需要妈妈在平常生活中注意总结。不同的儿童有不同的饮食禁忌,像牛奶、蛋类、鱼虾、肉类、水果,甚至某种蔬菜,都有可能成为过敏原。

4. 疾病

过敏性鼻炎经常伴随着感冒发作,感冒有时会直接导致儿童过敏性鼻炎的发病;此外,抗生素等药品也可能会间接引起儿童过敏性鼻炎的发作。

十、 儿童过敏性鼻炎经常流清鼻涕如何处理?

(1) 儿童过敏性鼻炎的治疗应遵循环境控制、药物治疗、免疫治疗和健康教育四位一体原则。药物治疗中将鼻用糖皮质激素、鼻部或全身抗组胺药物及抗白三烯药物作为治疗的一线药物。在治疗过程中应根据患儿病情及年龄特点选择使用。为取得远期疗效,可考虑特异性变应原免疫治疗,可提高患儿生活质量,阻止变应性疾病的进展。

(2) 鼻涕清理及注意事项:家长需指导儿童学会正确的擤鼻方法,避免同时捏住两侧鼻翼用力擤鼻,亦要避免用粗糙不洁的纸张擤鼻,造成局部皮肤及鼻黏膜损伤,甚至引起鼻腔损伤感染。可用湿化器或装海盐水的喷雾帮助儿童排出鼻腔里的鼻涕,给儿童鼻腔里喷一点海盐水让鼻涕湿化或软化,然后打喷嚏就会把鼻涕排出来。很多家长喜欢用棉签帮儿童掏鼻涕,这种行为不可取,因为儿童的鼻黏膜非常脆弱,用棉签掏鼻涕会很容易损伤鼻黏膜。

十一、 儿童过敏性鼻炎如何预防?

最根本的预防措施是避免接触过敏原。儿童则主要是注意居室环境以及生活细节。

1. 除尘、防霉

房间和阳台上最好不要有经常需要浇水的喜阴类植物,潮湿的土壤里可能隐藏着大量的霉菌;保持干燥,地毯应注意防止潮湿,并保持书籍、报纸和衣物干燥通风,食物也应合理保存,防止霉变。

2. 消灭蟑螂

仔细检查下水沟、墙上的裂缝、地板隔及窗户,防止蟑螂进入;保持室内干燥,蟑螂多生活在潮湿的环境中,因此应注意室内不要有任何漏水的地方,尤其是厨房;用餐后要将食物及时密闭保存,将地上及垃圾袋内的垃圾及时清理,并将餐具用热水冲洗干净,另外炉灶等处也要定期清洁。

3. 清洁卫生间

用漂白粉或者其他清洁剂清洗卫生间及垃圾桶,保持卫生间及垃圾桶清洁。

4. 过敏体质儿童防护

锻炼身体,增强体质,避免灰尘及有害气体的长期刺激,积极防治急性呼吸道传染病,平时多补充抗过敏益生菌,调整过敏体质。

5. 鼻部保健

指导儿童从夏天开始用冷水洗脸,使皮肤经常受冷刺激,增加局部血液循环,以保持鼻腔呼吸道通畅。坚持做鼻保健操:用两手食指侧缘,在鼻背两侧上下交替摩擦皮肤,每次摩擦至局部皮肤有温热感觉为止,每日早、晚各一次。

第五节　鼻骨骨折

一、 鼻骨骨折有何临床表现?

1. 局部症状

局部触痛、肿胀、淤血、鼻腔出血,鼻梁歪斜、鼻背塌陷、畸形(鼻梁变宽、鞍鼻),触之有骨擦音,严重者有鼻中隔血肿等。

2. 全身症状

头痛、流泪为常见症状,如果合并严重并发症如颅脑外伤则可能有恶心、呕吐;发生脑脊液鼻漏时将出现流清水样涕,需及时处理。

二、 如何处理患者外鼻皮肤的伤口?

(1)止血、清创、缝合:有出血时,需进行止血,同时用消毒液清理伤口,对于较大的伤口需进行缝合,1周后拆线。

(2)使用抗生素预防感染。

(3)预防破伤风:被生锈的铁器致伤的伤口需注射破伤风抗毒素或破伤风免疫球蛋白。

三、 外伤后鼻面部肿胀如何处理？

鼻外伤后可采取半卧位，便于引流，利于减轻鼻面部充血水肿；没有伤口可给予局部冷敷；冷敷24小时后，鼻腔无出血，再行局部热敷，促进消肿。

四、 单纯鼻骨骨折无错位者如何处理？

单纯性鼻骨骨折无错位者，无需复位。注意保护鼻部，防止鼻面部外力碰撞；洗脸时动作轻柔，勿触及鼻部；选择宽松开口上衣，避免穿脱套头衫碰撞鼻部；勿用力擤鼻、挖鼻，避免剧烈咳嗽、打喷嚏。

五、 鼻骨骨折伴畸形者如何处理？

对于错位性骨折，可在鼻腔表面麻醉（必要时做筛前神经麻醉）行鼻内或鼻外法复位，注意进入鼻腔用于鼻骨复位的器械不能超过两侧内眦的连线，以免损伤筛板；对于开放性鼻骨骨折，应争取一期完成清创缝合与鼻骨骨折的复位等；鼻中隔损伤出现偏曲、脱位等情况时，应做开放复位。鼻中隔血肿脓肿应尽早手术清除，避免发生软骨坏死和继发感染；对于鼻骨粉碎性骨折，应视具体情况做缝合固定（如局部钻孔、贯穿缝合、金属板固定等）、鼻腔内填塞等；鼻腔填塞物一般要在48~72小时内取出。鼻额筛眶复合体骨折多合并严重的颅脑损伤，以开放复位为宜。

六、 鼻骨骨折合并脑脊液鼻漏者如何处理？

（1）取合适的体位：鼻骨骨折合并脑脊液鼻漏者需卧床休息，采取床头抬高30°位，头偏向患侧，借助重力作用使脑组织移至颅底促使脑膜形成粘连而封闭瘘口。

（2）限制水、盐的摄入。

（3）保持局部清洁：每日2次清洁鼻腔，注意清洁棉球不可过湿，以免液体逆流入颅。

（4）避免颅内压骤升的因素：嘱患者勿用力屏气排便、咳嗽、打喷嚏、擤鼻，以免颅内压骤然升降导致气脑或脑脊液逆流。出现高颅内压者，遵医嘱静脉输注甘露醇。

（5）预防颅内逆行感染：禁忌填塞、冲洗鼻腔，严禁从鼻腔吸痰或放置胃管，禁止鼻腔用药，禁忌做腰椎穿刺，遵医嘱应用抗生素，防止颅内感染。

（6）经2~4周保守治疗，多数患者可治愈，若保守治疗无效需行手术治疗。

七、 鼻骨骨折患者最佳复位时间是什么时候?

刚发生的闭合性鼻骨骨折伴有明显畸形,如果鼻梁及外鼻还没有明显肿胀,在充分检查和评估后,可即刻复位。对于鼻部已明显肿胀者,应待肿胀消退后再行复位,一般伤后7～10天可消肿,10～14天行复位术。一般不宜超过2周,以防骨痂形成,增加修复难度。

第六节　慢性鼻窦炎

一、 什么是慢性鼻窦炎?

慢性鼻窦炎(chronic rhinosinusitis,CRS)是指鼻腔和鼻窦黏膜的慢性炎症,鼻部症状持续超过12周,症状未完全缓解甚至加重,多因急性鼻窦炎反复发作未彻底治愈迁延所致,可单发于某一鼻窦,但多数为两个以上鼻窦同时或先后罹患。慢性鼻窦炎分为不伴鼻息肉的慢性鼻窦炎(chronic rhinosinusitis without nasal polyps,CRSsNP)和伴鼻息肉的慢性鼻窦炎(chronic rhinosinusitis with nasal polyps,CRSwNP)两大类型。

二、 鼻息肉是怎么形成的?

鼻息肉起源于双侧中鼻道及鼻窦黏膜,突入鼻腔和鼻窦腔,外观为表面光滑的半透明软组织新生物。鼻息肉主要是慢性鼻窦炎刺激导致的,是鼻黏膜长期炎性反应引起组织水肿的结果。另外,鼻息肉的发生还与过敏性疾病有一定的关系,如果本身患有过敏性疾病或者过敏体质的患者,反复发作鼻窦炎后容易得鼻息肉。由于鼻息肉的病理改变为炎性反应,因此临床上将其分类为伴鼻息肉的慢性鼻窦炎。

三、 不伴鼻息肉的慢性鼻窦炎的发病原因有哪些?

CRSsNP病因复杂,是遗传和环境等多种因素共同作用的结果。

（一）微生物因素

1. 细菌

细菌是否引起CRS的初始因素不明确。基于细菌16sRNA的微生物群宏基因组序技术发现细菌群落的失衡可能与CRS的发病、炎症状态及治疗效果有关。临床研究显示，常规抗生素治疗效果不佳，细菌感染和定植难以区分，CRS与细菌感染的关联性也并不显著。

2. 真菌

大多数CRS患者组织中常有嗜酸粒细胞浸润，可培养出真菌，但不能证明真菌直接引起CRS。

3. 病毒

病毒可破坏上气道的黏膜上皮屏障，在CRS发病中可能发挥一定作用。

（二）局部因素

1. 纤毛功能障碍

研究表明CRS患者常由于鼻腔鼻窦上皮受损，出现继发性纤毛运动障碍。随着鼻腔鼻窦炎症和感染的好转，这种继发的改变通常是可逆的。囊性纤维化患者因先天性纤毛结构和功能异常而伴发的CRS，常以中性粒细胞浸润为主。

2. 解剖异常

泡状中鼻甲、鼻中隔偏曲及钩突位置或结构异常等局部解剖结构异常，可成为CRS发病的潜在危险因素，但局部解剖异常与CRS发病并无直接因果关系。

3. 上皮屏障破坏

上皮细胞破裂及坏死所致的黏膜固有层突出及上皮组织修复可能在CRS的发生中起重要作用。

4. 细菌生物膜

细菌生物膜不仅可作为感染性病原菌发挥致病作用，还可作为抗原、超抗原（如葡萄球菌超抗原）、佐剂、毒素和炎性因子，促进CRS的发生和发展。

（三）全身因素

1. 过敏反应

流行病学数据显示，CRS患者中过敏性鼻炎患病率增加。但过敏性鼻炎对CRS发病的影响仍不明确，并没有直接证据表明过敏反应是引起CRS的主要因素或直接原因。过敏性鼻炎与CRS可能是伴发关系，而非因果关系。

2. 免疫缺陷

部分CRS患者存在选择性IgA缺乏、低免疫球蛋白等免疫异常。艾滋病患者也多见合并CRS。

（四）其他因素

1. 支气管哮喘

CRS和支气管哮喘具有明显的关联性。伴发支气管哮喘的CRS患者术后容易复发。

2. 幽门螺杆菌感染及胃食管反流病

在CRSsNP患者组织中可检测到幽门螺杆菌的DNA。有研究发现部分难治性儿童CRS患者存在反酸症状，予抗酸治疗后症状好转。

四、慢性鼻窦炎有哪些临床表现？

1. 全身症状

有头昏、头痛、头沉重感、食欲不振、易疲倦、记忆力减退以及失眠等症状。少数患者无明显症状。

2. 局部症状

流黏液性或脓性鼻涕、鼻塞、鼻面部胀痛、嗅觉下降或消失。脓涕常可经后鼻孔流至咽喉，患者自觉咽部有痰，并常经咽部抽吸后吐出。

3. 听力下降

对于伴鼻息肉的慢性鼻窦炎，当鼻息肉坠入后鼻孔阻塞咽鼓管口时，可引起耳鸣和听力减退。

五、治疗慢性鼻窦炎的药物有哪些？

1. 鼻用糖皮质激素

鼻用糖皮质激素是目前临床治疗鼻炎、鼻窦炎的首选局部用药。鼻用糖皮质激素通过在鼻黏膜局部降低鼻黏膜炎性反应程度而缓解鼻塞等症状，其生物利用度低，全身副作用小，是鼻腔和鼻窦炎症性疾病的理想局部用药。鼻用糖皮质激素不良反应主要局限于鼻腔局部，如鼻部干燥感，有时可有鼻部出血、涕血，极个别使用不当的患者会出现鼻中隔穿孔。药物用量和使用时间一定严格遵照医嘱。

2. 鼻用减充血剂

常用减充血剂有盐酸羟甲唑啉滴鼻液、0.5%～1%（儿童用0.5%）麻黄碱滴鼻液和盐酸萘甲唑啉滴鼻液等。减充血剂具有收缩鼻腔黏膜、减轻鼻塞、改善引流的作用，但此类药物连续使用应不超过7天，否则易导致药物性鼻炎。

3. 抗菌药物

鼻窦炎伴急性感染时，可以根据细菌培养和药物敏感试验结果选择敏感的抗菌药物进行治疗，疗程不超过2周。不推荐鼻腔鼻窦局部使用抗生素。

4. 黏液溶解促排剂

可稀化鼻腔和鼻窦分泌物并改善鼻黏膜纤毛活性，有促进黏液排出和有助于鼻腔鼻窦生理功能恢复的作用。

5. 抗过敏药物

对伴有过敏性鼻炎和(或)哮喘的患者可应用抗过敏药物，包括口服或鼻用抗组胺药、口服白三烯受体拮抗剂，疗程不少于4周。对于伴有哮喘的患者，首选口服白三烯受体拮抗剂。

6. 中药

作为治疗鼻窦炎的辅助方法，可视病情根据辨证施治原则酌情使用。

六、 伴鼻息肉的慢性鼻窦炎行药物治疗有效吗？

需根据主客观病情评估选择恰当的治疗方式。一般采用视觉模拟量表(visual analogue scale，VAS)判断患者对于病情困扰的主观评价，将病情分为：轻度(0~3分)，中度(3~7分)，重度(7~10分)。

(1) 根据指南建议，轻度鼻息肉患者先使用鼻腔局部糖皮质激素喷剂治疗3个月，如果症状体征有改善，继续使用局部激素6个月；如果无明显改善，一方面可以考虑手术，另一方面也可以使用鼻喷激素加量或者使用滴剂，如果药物治疗依然无效则行手术治疗。

(2) 中度患者使用鼻喷激素加量或者使用滴剂，治疗3个月后如果有效果，可以继续使用局部激素6个月，无效则行手术治疗。

(3) 重度患者使用局部激素加短期口服激素，治疗1个月后如果有效可以继续使用鼻用激素进一步治疗3~6个月，无效则考虑手术。术后定期随访，并给予局部激素和鼻腔冲洗。

七、 慢性鼻窦炎什么情况下需要手术治疗？

经规范药物治疗无效、具有明显解剖学异常或发生颅内、眶内并发症的患者可考虑鼻内镜手术治疗。儿童患者的手术指征需严格把握，12岁以下原则上不宜手术。

八、 慢性鼻窦炎患者日常生活中应注意哪些？

(1) 保持鼻腔清洁，指导正确擤鼻，勿挖鼻；运动和工作时，注意防尘，戴口罩保护鼻腔黏膜。

(2) 遵医嘱用药，按时随访。坚持鼻腔滴药和鼻腔冲洗，定期就诊，在鼻内镜下行窦腔清理。

（3）结合中医药治疗。慢性鼻窦炎中医称为鼻渊，与肺、脾的虚损有关，故应温补肺气或健脾益气，通利鼻窍。可给予耳穴埋豆、鼻部穴位贴敷。

（4）不要长时间热水浴。避免挤压、碰撞鼻部。

（5）多食富含维生素、蛋白质的饮食；避免辛辣刺激性食物，戒烟酒。

（6）加强锻炼，增强体质，避免剧烈或重体力活动。避免受凉，预防上呼吸道感染。

第七节　萎缩性鼻炎

一、什么是萎缩性鼻炎？

萎缩性鼻炎（atrophic rhinitis）是以鼻黏膜萎缩或退行性变为其组织病理学特征的一类特殊鼻炎。原发性萎缩性鼻炎发展缓慢，病程长。女性多见，体质瘦弱者较健壮者多见。本病特征为鼻黏膜萎缩、嗅觉减退或消失、鼻腔大量结痂，严重者鼻甲骨膜和骨质亦发生萎缩。黏膜萎缩性改变可向下发展延伸到鼻咽、口咽、喉咽等黏膜。在我国，发病率出现逐年下降趋势。此病还可能与营养不良、内分泌紊乱和不良生活习惯有关。

二、萎缩性鼻炎分为哪几类？

分原发性和继发性两种。前者病因目前仍不十分清楚，后者病因则明确。

1. 原发性

传统的观点认为本病是某些全身性慢性疾病的鼻部表现，如内分泌紊乱、自主神经功能失调、维生素缺乏（如维生素A、B、D、E）、遗传因素、血中胆固醇含量偏低等。近年研究发现本病与微量元素缺乏或不平衡有关，免疫学研究则发现本病患者大多有免疫功能紊乱，组织化学研究发现鼻黏膜乳酸脱氢酶含量降低，故有学者提出本病可能是一种自身免疫性疾病。

2. 继发性

目前已明确本病可继发于以下疾病和情况：① 慢性鼻炎、慢性鼻窦炎的脓性分泌物长期刺激鼻黏膜；② 高浓度有害粉尘、气体对鼻腔的持续刺激；③ 多次或不适当鼻腔手术导致鼻腔黏膜广泛损伤（如下鼻甲过度切除）；④ 特殊传染病，如结核、梅毒和麻风对鼻腔黏膜的损害。

三、 萎缩性鼻炎有哪些临床表现?

（1）鼻塞：为鼻腔内脓痂阻塞所致。或因鼻黏膜感觉神经萎缩、感觉迟钝，鼻腔虽然通气，但患者自我感到"鼻塞"。

（2）鼻、咽干燥感：鼻黏膜腺体萎缩、分泌减少或鼻塞长期张口呼吸所致。

（3）鼻出血：鼻黏膜萎缩变薄干燥或挖鼻和用力擤鼻致毛细血管破裂所致。

（4）嗅觉丧失或减退：嗅区黏膜萎缩所致。

（5）恶臭：严重者多有呼气特殊腐烂臭味，这是脓痂的蛋白质腐败分解产生的。又称"臭鼻症"。

（6）头痛、头昏：鼻黏膜萎缩后，调温保湿功能减退或缺失，吸入冷空气刺激或脓痂压迫引起。多表现为前额、颞侧或枕部头痛。

四、 萎缩性鼻炎如何治疗?

无特效疗法，目前多采用局部洗鼻和全身综合治疗。

1. 局部治疗

■ 鼻腔冲洗：可选用温热生理盐水冲洗，每日1~2次，以清洁鼻腔、除去脓痂和臭味。

■ 鼻内用药：① 复方薄荷油、液状石蜡、鱼肝油等滴鼻剂，可润滑黏膜、促进黏膜血液循环和软化脓痂便于擤出；② 1‰链霉素滴鼻，以抑制细菌生长、减少炎性糜烂和利于上皮生长；③ 1‰新斯的明涂抹黏膜，可促进鼻黏膜血管扩张；④ 0.5‰雌二醇或己烯雌酚油剂滴鼻，可减少痂皮、减轻臭味；⑤ 50%葡萄糖滴鼻，可能具有刺激黏膜腺体分泌作用。

■ 手术治疗：主要目的是缩小鼻腔，以减少鼻腔通气量、降低鼻黏膜水分蒸发、减轻黏膜干燥及结痂形成。

2. 全身治疗

加强营养，改善环境及个人卫生。补充维生素 A、B、C、D、E，特别是维生素 B2、C、E，以保护黏膜上皮、增加结缔组织抗感染能力、促进组织细胞代谢、扩张血管和改善鼻黏膜血液循环。此外，补充铁、锌等制剂可能对本病有一定治疗作用。

五、 萎缩性鼻炎可以预防吗?

萎缩性鼻炎尚无特效疗法，故应针对该病的发病因素加强预防工作。

（1）适当运动，增强机体抵抗力；积极规范治疗原发疾病（如慢性鼻炎、慢性鼻窦炎），以减少脓性分泌物对鼻黏膜的刺激和伤害。

（2）改善生活、工作环境，注意个人卫生，保持一定的环境湿度，避免有害粉尘、气体对鼻腔的刺激，必要时佩戴口罩。

（3）作息规律，均衡饮食，加强营养，多吃蔬菜、水果，补充维生素 A、B、C、D、E 及铁、锌等微量元素，忌烟、酒及辛辣刺激食物。

（4）保持鼻腔清洁湿润，避免挖鼻、抠鼻等不良习惯。

（5）鼻内用药要严格遵医嘱，掌握正确的滴鼻、鼻腔冲洗方法，慎用麻黄碱等鼻内减充血剂。

六、 如何正确滴鼻？

（1）取合适体位：① 仰卧：肩下垫枕，前鼻孔朝上，或仰卧头后仰悬垂于床沿外；② 坐位：背靠椅背，头后仰，前鼻孔朝上；③ 侧卧：卧向患侧，头下悬垂于床沿外，适用于单侧患病者。

（2）滴鼻前先轻轻擤鼻，如鼻腔内有干痂，可用生理盐水或温水清洗浸泡，待干痂变软取出再滴药。

（3）摇匀药液，一手轻推鼻尖，充分暴露鼻腔，另一手持滴鼻液在距鼻孔1～2 cm处滴入3～5滴药液，轻捏两侧鼻翼，使药液均匀分布于鼻黏膜，并保持该体位2～3分钟(图2.9)。

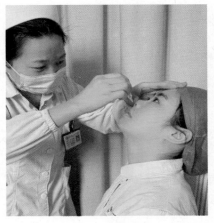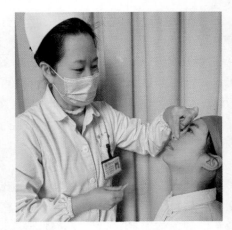

图2.9　鼻腔滴药法

七、 滴鼻需注意哪些问题？

（1）滴鼻前需检查药液的有效期，查看有无沉淀、絮状物等。

（2）取合适的体位，滴药方法正确，以免药液进入咽部引起不适症状。

（3）滴药时，药瓶口不可触及鼻部，以免污染药液。

（4）药液温度要与正常体温相近，不可过热或过凉，药液温度较低可放入40℃温水中加热。

（5）如患者同时需行鼻腔冲洗，应先行鼻腔冲洗，后行鼻腔滴药。

（6）鼻腔滴药过程中如有不适，应暂停滴药、及时处置。

第八节　真菌性鼻窦炎

一、真菌性鼻窦炎常见病原菌有哪些？

常见的致病真菌是曲霉菌，此外，还有念珠菌、鼻孢子菌、毛霉菌和申克孢子丝菌等。曲霉菌是子囊菌类真菌，在自然界广泛分布，只在机体抵抗力下降或某一部位（如鼻窦）抵御侵袭能力降低时致病，为条件致病真菌。致病的曲霉菌主要有烟色曲霉菌和黑色曲霉菌，前者常见。可单种曲霉菌感染，亦可两种或两种以上曲霉菌合并感染。曲霉菌感染与职业有关，较多见于鸟类的饲养员、粮仓管理员、农民、酿造业工人。

二、真菌性鼻窦炎如何分类？

真菌性鼻窦炎的临床类型以病理学为依据分为非侵袭型真菌性鼻窦炎和侵袭型真菌性鼻窦炎。非侵袭型者又分为真菌球和变应性真菌性鼻窦炎；侵袭型者则分为急性侵袭性真菌性鼻窦炎和慢性侵袭性真菌性鼻窦炎。

1. 非侵袭型真菌性鼻窦炎

病理学特征是真菌感染局限在鼻腔或鼻窦腔内，鼻窦黏膜和骨壁无真菌侵犯。

■ 真菌球：鼻窦内病变大体特征为干酪样或坏死性潴留物，呈暗褐或灰黑色团块状，镜下可见大量真菌菌丝、孢子、退变的白细胞和上皮细胞。鼻窦内病变不断增大可压迫窦壁，导致骨质因压迫性吸收而变薄。鼻窦黏膜水肿或增生，但无真菌侵犯。

■ 变应性真菌性鼻窦炎：鼻窦内病变为黏稠如果酱样物，黄绿色或棕色。镜下特征：① HE染色表现为在无定形淡嗜酸性或淡嗜碱性变应性黏蛋白（mucin），其中分布着大量的嗜酸性粒细胞及夏科-莱登（Charcot-Leyden）结晶。嗜酸性粒细胞或散在分布，或聚集成大小不等的簇；散在者常呈破裂状，其颗粒散于黏蛋白中，聚集成簇者常呈核固缩和胞质深橙色的退变状态。夏科-莱登结晶大小不一，呈淡橙色，横切面呈六角形，纵切面则呈角锥形或纺锤形，分布于退变的嗜酸性粒细胞簇之间,多靠近较大的簇。② Gomori染色(六胺银染色)可见大量真菌菌丝,单个或呈簇状分布。鼻窦黏膜表现为水肿或增生,但无真菌侵犯。

2. 侵袭型真菌性鼻窦炎

病理学特征是真菌感染不仅位于鼻腔或鼻窦内,同时还侵犯窦腔黏膜和骨壁,并向鼻窦外发展,如眼眶、前颅底或翼腭窝等部位。鼻窦内病变多为坏死样组织、干酪样物或肉芽样物,并有大量黏稠分泌物或血性分泌物。镜下特征:大量真菌,鼻窦黏膜和骨质可见真菌侵犯血管,引起血管炎、血管栓塞、骨质破坏和组织坏死等。按起病缓急和临床特征分为以下两种临床类型:

■ 急性侵袭性真菌性鼻窦炎:病理改变迅速,并向周围结构和组织发展。早期即可波及鼻腔外侧壁、上颌窦前壁、上壁和下壁,累及面部、眼眶和硬腭;后期破坏鼻腔顶壁、筛窦顶壁或蝶窦壁,侵犯颅内,并经血液循环侵犯肝、脾、肺等脏器。

■ 慢性侵袭性真菌性鼻窦炎:病理改变进展缓慢,早期真菌侵犯多限制在鼻腔或窦腔黏膜和骨壁,症状不典型。后期侵犯周围结构和组织。

三、 真菌性鼻窦炎治疗方法有哪些?

治疗原则:首选手术治疗,侵袭型真菌性鼻窦炎者需配合抗真菌药物治疗。

1. 手术治疗

非侵袭型真菌性鼻窦炎可行窦内病变清理术,建立鼻窦宽敞的通气和引流,保留鼻窦黏膜和骨壁。侵袭型真菌性鼻窦炎则应行鼻窦清创术,除彻底清除鼻腔和鼻窦内病变组织外,还需广泛切除受累的鼻窦黏膜和骨壁。手术方式可根据病变范围选择传统入路手术或经鼻内镜手术。目前临床较多采取经鼻内镜手术。

2. 药物治疗

真菌球术后不需配合抗真菌药物治疗。变应性真菌性鼻窦炎术后必须用糖皮质激素类药物以有效控制病情,临床多采用口服泼尼松或鼻内长效糖皮质激素喷雾。侵袭型真菌性鼻窦炎术后必须用抗真菌药物,较常用的是伊曲康唑和两性霉素B,或克霉唑、制霉菌素及氟胞嘧啶等。伊曲康唑对曲霉菌敏感,副作用小。两性霉素B为广谱杀真菌药物,对隐球菌属、组织胞浆菌属、芽生菌属、副球孢子菌属、球孢子菌属、曲霉菌属、毛霉菌属和一些念珠菌属等均敏感。急性侵袭性真菌性鼻窦炎经抗真菌药物治疗后有时尚可获得良好的控制,但抗真菌药物副作用较大。

3. 其他治疗

变应性真菌性鼻窦炎术后应用抗真菌药物灌洗术腔的意义尚不明确。部分学者建议对后期慢性侵袭性真菌性鼻窦炎和急性侵袭性真菌性鼻窦炎给予间断吸氧,在治疗期间停用抗生素和免疫抑制剂,并注意改善全身状况。

四、 如何预防真菌性鼻窦炎？

（1）对于鸟类饲养员、粮仓管理员、酿造业工人及农民需做好职业防护。

（2）改善居住环境，保持室内清洁、干燥，控制室内霉菌和霉变的发生，室内不种植花草，以免花盆内潮湿的土壤为霉菌的生长提供环境。

（3）衣物发生霉变要尽早扔掉或酌情处理，去除霉变。

（4）加强锻炼，增加营养，提高机体抵抗力。

（5）合理使用抗生素、糖皮质激素及免疫抑制剂等药物。

第九节　脑脊液鼻漏

一、 脑脊液有何作用？

脑脊液由脑室脉络丛产生，经过脑室、蛛网膜下腔，最终回流入血液循环。健康成人每天产生脑脊液450～500 mL。脑脊液具有以下生理功能：缓冲保护，减少震荡；供应脑细胞一定的营养；运走脑组织的代谢产物；调节中枢系统的酸碱平衡；维持颅内压。

二、 什么是脑脊液鼻漏？

脑脊液经颅前窝底、颅中窝底或其他部位的先天性或外伤性骨质缺损、破裂处或变薄处，流入鼻腔，称为脑脊液鼻漏（cerebrospinal fluid rhinorrhea）。

三、 脑脊液鼻漏是怎么发生的？

脑脊液鼻漏主要是颅底缺损，脑脊液从缺损部位流入鼻腔导致的。导致颅底缺损的病因有很多，以颅脑外伤、手术损伤等外伤性因素为主，颅内肿瘤、脑积水等也可以导致颅底缺损。此外、咳嗽、打喷嚏等增加颅内压的行为，也可诱发脑脊液鼻漏。少数为先天缺损、颅底骨质薄弱所导致的自发性脑脊液鼻漏，又名原发性脑脊液鼻漏。

四、 如何判断鼻腔流出液为脑脊液？

外伤时血性液体自鼻腔流出，痕迹的中心呈红色而周边清澈，或鼻孔流出的无色液体干燥后呈不结痂状，在低头用力、压迫颈静脉等情况下流量增加，均应考虑脑脊液鼻漏可能。最后确诊依靠葡萄糖定量分析，其含量需在 1.7 mmol/L（30 mg/L）以上。

五、 如何正确留取脑脊液标本？

（1）脑脊液标本需收集在洁净的透明小瓶或脑脊液试管中（干燥试管）。
（2）鼻腔流出清亮液体时将漏出液留至采集器中。
（3）如鼻腔流出液少，可指导患者暂时取头低位，并压迫颈静脉使鼻腔流出液增多，以便采集。
（4）脑脊液标本采集后及时送检。

六、 脑脊液鼻漏患者为何会出现头痛？

脑脊液鼻漏患者出现高颅压和低颅压综合征时均可引起头痛。脑脊液鼻漏者由于瘘口与颅外相通，可并发颅内感染，导致高颅压性头痛，常伴喷射状呕吐等症状。当脑脊液外漏太多，患者会出现低颅压综合征，表现为直立性头痛，多位于额部、枕部，头痛和体位有明显关系，坐起或站立时头痛加剧，平卧时则很快消失或减轻，常伴有恶心、呕吐、头晕或眩晕、厌食、短暂的晕厥等症状。一旦发生低颅压综合征，应卧床休息，取头低足高位，多饮水或静脉滴注生理盐水以大量补充水分。

七、 脑脊液鼻漏如何治疗？

分为保守治疗和手术治疗两种。外伤性脑脊液鼻漏有时候可以通过保守治疗而愈。这些措施包括降低颅压和预防感染。如取头高卧位，限制饮水量和食盐摄入量，避免用力咳嗽和擤鼻，预防便秘。脑脊液漏长期不愈，将导致细菌性脑膜炎发生，故对保守治疗2～4周未愈或反复发作颅内感染者应行脑脊液鼻漏修补术。

八、 脑脊液鼻漏患者有何饮食要求？

增加营养，选择富含蛋白质、维生素及粗纤维的饮食，防止便秘；术前脑脊液漏出量多出现低颅内压者需多饮水,以补充水分,促进脑脊液的生成;术前伴有高颅内压者术后进低盐饮食,限制饮食量。

九、 患者需要避免哪些增加颅内压的因素?

屏气、擤鼻、咳嗽、打喷嚏、便秘、低头弯腰、捏鼻鼓气、压颈、重体力劳动、提取重物等可致颅内压增高,应避免。

十、 发现哪些表现需要警惕颅内感染的发生?

患者出现以下症状时需警惕颅内感染的发生:高热、乏力、精神萎靡等症状;头痛、喷射状呕吐、视神经盘水肿等颅内压增高症状;颈项强直、克氏征阳性、布氏征阳性;精神异常、意识障碍、肢体运动障碍等。

十一、 如何预防脑脊液鼻漏患者发生颅内感染?

(1)采取床头抬高30°位,有助于上腔静脉回流,降低颅内压,同时也可在重力作用下保证脑组织贴附和堵塞于颅底脑膜缺损处,利于鼻内分泌物的引流防止漏出液逆流造成颅内感染。

(2)保持局部清洁,枕头垫上清洁的治疗巾,每日2次用棉球清洁、消毒鼻周,保持清洁卫生。

(3)勿挖鼻、抠鼻。禁忌填塞、冲洗鼻腔或向鼻腔滴药,严禁经鼻腔吸痰及放置胃管。

十二、 静脉滴注甘露醇时需注意哪些问题?

(1)甘露醇静脉滴注后能迅速提高血浆渗透压,使组织间液向血浆转移而产生脱水作用,使颅内压降低。

(2)20%甘露醇250 mL,需在15~30分钟内静滴完,不可自行调节滴速,每日可给药2~4次,用药后10~20分钟内颅内压开始下降,2~3小时作用达到高峰,维持4~6小时。

(3)穿刺部位出现红、肿、痛等情况时及时告知医护人员。

(4)使用甘露醇者需监测水、电解质及酸碱平衡情况,记录24小时液体出入量,定期检测电解质。长时间使用甘露醇,注意监测有无急性肾功能损伤症状,如少尿、无尿,定期复查肾功能。

第十节 鼻内窥镜手术

一、何为功能性内镜鼻窦手术?

功能性内镜鼻窦手术(functional endoscopic sinus surgery, FESS)是慢性鼻窦炎的基本手术方式,是在内镜高清显示屏幕指引下手术,在彻底清除不可逆性病变和尽可能保留黏膜的基础上,通过矫正鼻腔、鼻窦的解剖结构异常以及开放病变鼻窦的自然开口,认识改善鼻腔鼻窦的通气与引流,为改善和恢复鼻腔与鼻窦黏膜形态和功能创造合理的解剖学状态。

二、鼻内窥镜手术的应用范围有哪些?

鼻内镜手术初始阶段是以治疗慢性鼻窦炎和鼻息肉为主,随着解剖学、病理生理学、放射诊断、影像导航、麻醉技术、手术技巧和高分辨率内镜显示系统的日益进步,内镜手术技术的应用范围逐渐扩大,已经延伸到鼻腔、鼻窦、鼻咽、鼻眶和鼻颅底等多个交叉区域。

1. 鼻腔和鼻窦手术

包括治疗难治性鼻出血、鼻中隔偏曲、中鼻甲气化、下鼻甲肥大、腺样体肥大、慢性鼻窦炎、鼻息肉、侵袭性和非侵袭性真菌性鼻窦炎、脑膜脑膨出、脑脊液鼻漏、鼻腔鼻窦良性肿瘤(乳头状瘤、鼻咽纤维血管瘤和骨化纤维瘤等)等。其中,国内针对慢性鼻窦炎、鼻息肉和鼻腔鼻窦内翻性乳头状瘤的临床疗效已接近或达到国际先进水平。

2. 鼻眼外科手术

包括采用鼻腔泪囊吻合治疗慢性泪囊炎、视神经管减压治疗外伤性视神经损伤、眶内减压治疗甲亢恶性突眼、眼眶内侧的肿瘤切除等手术,还包括保存视功能的经鼻入路眶尖海绵状血管瘤切除术等。

3. 鼻颅底外科手术

包括经额窦后壁、筛顶筛板、翼突、上颌窦后壁、蝶窦外侧隐窝和后壁等径路的手术,手术空间已拓展至前颅底、蝶鞍、海绵窦、斜坡、Meckel腔、翼腭窝和颞下窝、破裂孔和颞骨岩部、齿状突等区域,逐渐成为中线颅底肿瘤切除的最主要的手术方式。

4. 头颈恶性肿瘤手术

对于鼻内镜下"可视"和"可控"的局限性恶性肿瘤,可在获得安全切缘的前提下彻底切除。但多数恶性肿瘤宜在鼻内镜下活检明确病理类型后,参照患者临床特征,以及肿瘤对放化疗敏感度和预后相关分子标志物的表达水平,制订综合治疗方案。

三、 哪些情况下不适合行鼻内窥镜手术?

(1)急性鼻窦炎无并发症者。
(2)严重高血压、心脏病、身体虚弱的患者。
(3)肺结核、尿毒症、精神异常等严重疾病期及妇女月经期。
(4)血液系统疾病如贫血、血友病、凝血功能异常。

四、 鼻内镜手术有哪些优点?

鼻内镜手术与传统的鼻窦手术相比,具有照明清晰、全方位视野、操作精细、创伤小、面部无疤痕的优点,既能彻底切除病变又能保留正常组织和结构等。

五、 鼻内镜手术后饮食和活动有何要求?

1. 饮食

全麻清醒6小时后即可进食温凉的半流质食物(如稀饭、烂面、馄饨、鸡蛋羹等),术后鼻腔填塞时,因用口呼吸而致口咽干燥,可少量多次饮水。饮食富含维生素、蛋白质,避免进食辛辣刺激性食物,忌烟酒。

2. 活动

全麻未清醒时给予平卧位,头偏向一侧;全麻清醒后取半卧位,便于引流、减轻局部肿胀,术后第1天可下床活动。鼻腔填塞物抽取后2小时内宜卧床休息,减少活动,防止出血。恢复期适当锻炼,增强机体抵抗力,勿参加剧烈的体育锻炼和需要屏气的运动,避免游泳。

六、 鼻内镜手术后需行鼻腔填塞多久?

行鼻内镜手术后常用的鼻腔填塞物分为非可吸收性材料和可吸收性材料。可吸收性材料包括吸收性明胶海绵、纳吸棉等,术后不需要抽取填塞物;非吸收性材料包括海藻盐敷料、高膨胀止血海绵、凡士林油纱条等,术后填塞时间一般为2~3天。对于行鼻内镜下脑脊液修补术的患者,鼻腔填塞可避免鼻腔出血及利于修补部位的愈合,鼻腔填塞物撤除的时间较一般鼻内镜手术晚,且需分次抽出。

七、 鼻腔填塞期间有哪些注意事项?

(1)患者鼻腔填塞期间可有不同程度的头痛、鼻部胀痛、渗血、打喷嚏、口干咽痛、流泪等现象,应给予解释安慰,不可自行抽出填塞物。

(2)可酌情采用鼻部冷敷等方法达到镇痛、止血的目的。

(3)鼻腔填塞后需用口呼吸,可用湿纱布覆盖口唇,缓解咽干不适,也可用生理盐水漱口。

(4)采用舌尖抵上颚、深呼吸、按压人中等方法抑制打喷嚏,严重者可遵医嘱使用抗过敏药物。

(5)术后鼻腔或口内有少许血性液体流出,须轻轻吐出,勿咽入胃内,以免引起胃部不适等。

(6)抽出填塞物前,评估患者饮食及液体摄入量,鼓励少食多餐,多饮水,保持口腔清洁和卫生,进食后用生理盐水漱口,增加舒适度。

(7)全麻清醒后取半卧位,填塞物抽出后嘱卧床休息2小时,防止晕厥。

八、 鼻内镜手术会出现哪些并发症?

依照严重程度,手术并发症分为轻微并发症与严重并发症。轻微并发症影响较小,如轻微出血、鼻腔粘连等;严重并发症包括:严重出血、视力下降、复视、颅内损伤等,需要早期积极处理。并发症依照发生部位,亦可分为鼻内并发症、眼眶并发症、颅内并发症和全身并发症等。

1. 鼻内并发症

■ 出血:包括术中出血与术后出血。术中出血多为黏膜渗血或小血管损伤出血,填塞压迫即可控制,对手术操作影响轻微。如果损伤筛前动脉、蝶腭动脉和颈内动脉等,则会出现剧烈出血,需要综合运用填塞、电凝和介入治疗等手段积极止血。术后继发出血多为血痂脱落、血压波动和伤口感染等原因导致。

■ 术腔粘连:主要发生在鼻中隔与下鼻甲之间、中鼻甲与鼻腔外侧壁之间,与黏膜病变严重、术中黏膜大范围损伤、鼻腔狭窄等因素有关,鼻腔粘连影响鼻腔通畅引流。

■ 窦口闭锁:多见于上颌窦、额窦、蝶窦术后窦口闭锁,与术中窦口开放不全、窦口周围黏膜损伤、骨质大范围裸露和患者自身恢复因素引起瘢痕增生有关。

2. 眼眶并发症

■ 泪道损伤:表现为溢泪,多与开放上颌窦口时过分向前,损伤鼻泪管或者泪囊,或者下鼻道开窗时损伤鼻泪管开口有关。

■ 眼球活动障碍：表现为复视或者斜视，多与术中损伤眶纸板，进而损伤眼肌或形成血肿压迫有关。

■ 眶内血肿或气肿：发生眶纸板损伤后，血液或气体进入眶内，出现眶内血肿或气肿，表现为眼球突出、结膜充血、眼球运动障碍、眼睑皮下积气等，严重者需要撤出鼻腔填塞物，行眶减压手术。

■ 视力障碍：多为视神经管直接或间接损伤、眶内压升高影响血供和视网膜中央动脉痉挛等所致，可出现于术中或者术后，因此在围术期应关注患者视力变化情况。如果是视神经管损伤压迫视神经，需酌情行视神经减压术。

3. 颅内并发症

术中损伤颅底骨质、硬膜等重要结构，容易出现脑脊液鼻漏、脑膜脑膨出、颅内积气、颅内出血、颅内感染等并发症。一旦发现颅底损伤，应避免损伤加重，需及时进行颅底修复重建。术后需要积极抗感染治疗，观察中枢神经系统体征及全身症状的变化。

4. 全身并发症

发生率极低，包括中毒性休克综合征、哮喘发作、恶性高热、麻醉导致的心律失常及死亡等。

九、 如何正确擤鼻？

正确擤鼻方法是：先用手指按压一侧鼻翼，轻轻用力擤对侧鼻腔，擦除鼻腔分泌物后，再擤另一侧（图2.10）。同时要在鼻腔通畅的情况下进行，否则鼻腔内分泌物可进入鼻窦或通过咽鼓管逆流造成中耳感染。

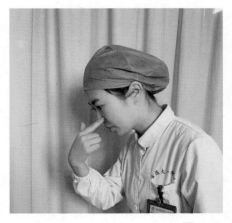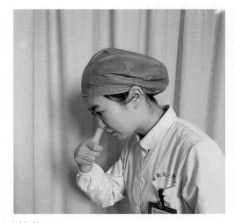

图2.10　正确擤鼻法

十、 鼻腔手术后诱发鼻出血的因素有哪些？

服用阿司匹林、华法林等影响凝血功能及活血化瘀的药物；行鼻腔冲洗时压力过大或冲洗液温度过高；患者剧烈咳嗽、打喷嚏易致鼻腔填塞物脱出而引起鼻腔出血；热水冲洗鼻面部或用热水泡脚、泡澡致血管扩张，引起鼻出血；术后发生伤口感染可引起鼻出血；患者情绪紧张、血压过高、挖鼻、抠鼻等均可引起鼻出血。

十一、 慢性鼻窦炎行鼻内镜手术出院后需要应用哪些药物？

慢性鼻窦炎行鼻内镜手术后需按以下要求用药：

（1）鼻用激素（氟替卡松鼻喷剂）、鼻腔冲洗、黏液促排剂，常规使用3个月以上。

（2）对伴有多发性息肉、支气管哮喘等怀疑与变态反应有关的患者，手术后酌情全身使用激素，第1周每天30 mg，第2周每天15 mg，均为晨起顿服，然后改为常规剂量的全身抗过敏药或抗白三烯药，一般需维持3个月。

（3）术后1月以上鼻腔仍旧有脓性分泌物的患者，小剂量、长期大环内酯类药应使用3个月。

十二、 鼻腔手术后如何复诊？

术后2周首次复诊，此后酌情每2~4周复查1次，1~3个月以后每4周复查1次，直至鼻窦术腔黏膜完全上皮化（术后3个月左右鼻窦黏膜全部上皮化），一般情况至少需要复诊4次。

第十一节　鼻内喷药

一、 耳鼻咽喉头颈外科常用的鼻喷剂有哪些？

（1）糖皮质激素类鼻喷剂：包括丙酸氟替卡松鼻喷雾剂、丙酸倍氯米松鼻喷雾剂、糠酸莫米松鼻喷雾剂等。

（2）鼻用减充血类鼻喷剂：包括呋喃西林麻黄碱鼻喷雾剂、盐酸羟甲唑啉鼻喷雾剂等。

（3）抗组胺类鼻喷剂：包括盐酸左卡巴斯汀鼻喷雾剂、富马酸酮替芬气雾剂等。

二、哪些情况下需要行鼻内喷药？

治疗慢性鼻窦炎、过敏性鼻炎等疾病；鼻部专科检查前需经鼻腔喷药；某些鼻腔鼻窦手术后患者。

三、如何正确进行鼻内喷药？

（1）常见的鼻内喷药体位有仰卧垂头位、侧头位和坐位，根据病情及自身状况选择合适的体位。

（2）消毒棉签蘸少许生理盐水清洁双侧鼻腔。

（3）喷鼻前需摇匀药液，充分暴露鼻腔，采用交叉喷鼻，即左手喷右鼻，右手喷左鼻（图2.11），以免直接喷向鼻中隔致鼻中隔穿孔，在吸入空气时喷入，让药液随气流进入鼻腔。

（4）轻捏鼻翼，使药液均匀分布于鼻腔黏膜和鼻窦。

（5）侧头位保持3～5分钟后恢复自由体位。

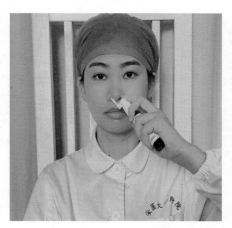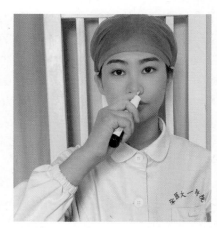

图2.11　鼻腔内喷药法

四、鼻内喷药时有哪些注意事项？

（1）喷药前需检查药液有效期，有无沉淀、絮状物等。

（2）对于需行鼻腔冲洗的患者，应先行鼻腔冲洗，后经鼻腔喷药。

（3）行鼻腔手术患者一般在术后1周后方可经鼻腔喷药。

（4）喷药前，需摇匀药液，在患者吸气时喷入，让药液随气流进入鼻腔，防止药液进入咽部引起不适。喷鼻时一定要避开鼻中隔，以免引起鼻中隔穿孔。

（5）药液温度应与体温相近，不可过低，以免引起不适。如鼻喷剂温度过低时，可将药液放入40℃温水中或握于掌心2~3分钟进行加温即可。

（6）喷药时药瓶口不要触及鼻部，以免污染药液。

（7）鼻腔喷药后，侧头位喷药的患者保持原体位3~5分钟，仰卧垂头位或坐位喷药的患者改成侧头位侧卧3~5分钟，使药液与鼻腔黏膜充分接触，以充分发挥药效。

（8）鼻腔喷药后若有头痛、头晕等不适，立即就医。

第十二节　鼻腔冲洗

一、什么是鼻腔冲洗？

鼻腔冲洗是一种操作简单、安全性高的治疗方法，指借助某种装置，通过一定压力将冲洗液输送到鼻腔，深入鼻窦，使药液与鼻腔组织接触，将鼻腔内的痂皮及分泌物清除，达到清洁鼻腔、治疗鼻部疾病的一种常用方法，被广泛应用于鼻腔及鼻窦疾病的围手术期治疗。它可以减少术腔的结痂，促进鼻腔、鼻窦内分泌物的排出，避免手术后恢复过程中鼻腔极易出现的窦口粘连和术腔粘连，从而大大缩短手术的治疗时间，提高治愈率。同时，鼻腔冲洗还可以起到清洗变应原、炎性分泌物，湿润干燥的黏膜，防止进一步感染，促进鼻腔黏膜内血液循环，减轻鼻塞症状等作用。在临床应用的鼻腔冲洗装置由于结构的不同，在操作上略有区别。

二、鼻腔清洗的目的是什么？

清洗鼻腔可改善血液微循环，促进炎症吸收；用于鼻内镜术后患者，达到清除干痂、促进引流、抗水肿、止血、收敛、防止术腔粘连、提高术后疗效的目的。

三、 哪些情况下需要进行鼻腔清洗?

慢性鼻窦炎、变应性鼻炎及鼻内镜手术后患者;日常鼻腔清洁护理。

四、 哪些人不适合进行鼻腔清洗?

鼻颅底开放术后、鼻中隔术后3天内;脑脊液鼻漏、鼻出血及重度中耳感染的患者;吞咽功能障碍者;严重血液病、严重心血管疾病、哮喘发作期患者。

五、 鼻腔手术后多久可行鼻腔清洗?

鼻腔术后1周左右开始冲洗。

六、 怎样正确地进行鼻腔冲洗?

(1)准备好鼻腔冲洗器、洗鼻剂、温开水,冲洗瓶内加入240 mL温开水,清洗双手,取一小袋洗鼻剂倒入洗瓶内,盖好瓶盖,摇匀。

(2)取坐位或站立位,面向盛水器或洗手池,头部稍稍向前倾斜30°,方便鼻腔冲洗液的排放。

(3)将洗鼻瓶上的鼻塞器堵住一侧鼻孔,张口缓慢平静呼吸,用一只手一捏一松交替挤压洗瓶,即可将洗液连续不断地挤入鼻腔(一定要轻捏即松手,而不要一次捏到底),鼻腔内脏物会随洗液从另侧鼻孔流出(图2.12)。

(4)一侧鼻腔洗好后,同法冲洗另侧鼻腔。冲洗过程中注意观察流出液的量和性状,冲洗完毕后用纸巾或纱布擦净脸部。

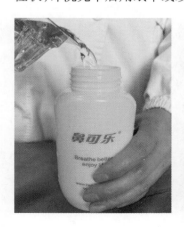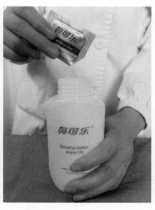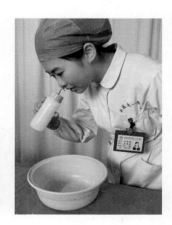

图2.12 鼻腔冲洗法

七、 鼻腔清洗过程中有哪些注意事项?

（1）冲洗前需检查冲洗器、药液的质量,确认清洗器完好、药液在有效期内。

（2）鼻腔有急性炎症或出血时禁止冲洗,以免炎症扩散或诱发鼻出血。

（3）鼻腔冲洗液温度应与正常体温相近,不可过凉或过热。如冲洗液温度过低,可使鼻腔内血管收缩,造成伤口局部供血不足,愈合欠佳;如温度过高,可造成鼻腔内血管扩张,引起鼻出血。

（4）鼻腔冲洗时压力不可过大,患者用特制的鼻腔冲洗瓶进行自行冲洗时,挤压冲洗瓶不可用力过猛,以防引起不良反应。如冲洗过程中有鲜血流出,应立即停止冲洗,先进行止血处理。

（5）鼻腔冲洗时患者勿说话,以免发生呛咳。

（6）鼻腔冲洗时应张口缓慢平静呼吸,若冲洗过程中出现呛咳、耳闷等不适,应立即停止。

（7）鼻腔冲洗后不要用力擦鼻,以免鼻腔内残留的液体进入中耳导致中耳炎发生;如有头痛、鼻部刺痛、耳闷等不良反应,立即就医。

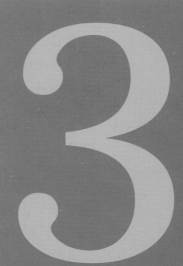

第三章
咽喉科科普知识

第一节 慢 性 咽 炎

一、什么是慢性咽炎?

慢性咽炎为咽黏膜、黏膜下及淋巴组织的慢性炎症。弥漫性咽部炎症常为上呼吸道慢性炎症的一部分;局限性咽部炎症则多为咽淋巴组织炎症。本病在临床中常见,病程长,症状顽固,较难彻底治愈。

二、慢性咽炎有哪些症状?

本病以局部症状为主,如咽部不适感、异物感、咽部分泌物不易咯出、痒感、烧灼感、干燥感或微痛感。咽部异物感可表现为频繁吞咽。咽部分泌物少且不易咳出者常表现为习惯性干咳或清嗓子动作,若用力咳嗽可引起咽部黏膜出血,造成痰中带血。

三、 哪些因素会诱发慢性咽炎?

1. 病原微生物

包括细菌、病毒、螺旋体、立克次体等,是咽炎的主要致病因素。直接来源:空气、饮食;间接来源:血液循环、淋巴循环。

2. 气候季节因素

寒冷可造成咽部黏膜血管收缩,吞噬细胞数目减少,局部抵抗力下降;干燥可影响咽部黏液分泌和纤毛蠕动,降低对空气的清洁、加湿作用,直接对咽部黏膜造成刺激和损害。

3. 物理化学性刺激

用嗓过度;喜食辛辣、烫热饮食;烟酒过度;化学性气体、粉尘等空气污染,均可损伤咽部黏膜上皮和腺体,破坏局部防御体系。

4. 某些疾病引发的咽炎

如感冒、慢性扁桃体炎、龋齿、慢性鼻炎、慢性鼻窦炎等疾病的炎性分泌物流入咽部,造成咽炎。

5. 全身因素

如贫血、消化不良、咽喉反流、支气管炎、哮喘、下呼吸道慢性炎症、心血管疾病、内分泌功能紊乱、维生素缺乏及免疫功能低下等亦可引发。

6. 其他因素

过度疲劳,精神紧张,睡眠不足。

四、 慢性咽炎与急性咽炎有什么区别?

急性咽炎是由细菌感染,造成咽喉部黏膜及黏膜下淋巴组织的急性炎症,临床上常表现为咽喉肿痛或吞咽疼痛、咽干、灼热感,部分有发热等全身症状。慢性咽炎为急性咽炎迁延不愈长期局部慢性刺激所致,临床表现为喉咙异物感,吞咽不适等。

五、 慢性咽炎需要做哪些检查?

观察咽喉部黏膜的颜色,黏膜一般呈暗红色或淡红色。观察鼻腔是否有慢性鼻炎、过敏性鼻炎。伴有喉部炎症,行喉镜检查或者喉内窥镜检查。

六、慢性咽炎有哪些治疗方法？

1. 病因治疗

积极治疗鼻炎、支气管炎等呼吸道慢性炎症及其他全身性疾病。坚持户外活动，戒烟酒等不良嗜好，保持室内空气清新。

2. 中医中药

中成药含片。

3. 局部治疗

■ 慢性单纯性咽炎：常用复方氯己定含漱液。含漱时头后仰、张口发"啊"声，使含漱液能清洁咽后壁。亦可含服薄荷喉片及中成药含片。

■ 慢性肥厚性咽炎：除上述治疗外，可用激光、低温等离子等治疗，若淋巴滤泡增生广泛，治疗宜分次进行。亦可用药物（硝酸银）、冷冻或电凝固法治疗，但治疗范围不宜过广。

■ 萎缩性咽炎与干燥性咽炎：服用维生素 A、B_2、C、E，可促进黏膜上皮生长。

七、慢性咽炎患者怎样做好日常保健？

少食葱、姜、蒜及酸、甜、黏、辣、凉性食物和油炸食物，少喝浓茶咖啡等刺激性饮料，禁暴饮暴食；戒烟酒，注意保暖。睡前2～3小时禁食，避免熬夜，保证生活作息规律。加强身体锻炼，预防感冒，都可以减少急性炎症的发生。

第二节　小儿急性喉炎

一、什么是小儿急性喉炎？

小儿急性喉炎是以声门区为主的喉黏膜急性炎症，多在冬春季发病，婴幼儿尤为多见。因小儿喉腔小，喉内黏膜松弛，肿胀时易致声门阻塞，同时小儿咳嗽反射差，气管及喉部分泌物不易排出，容易引起严重喉梗阻。如不采取及时有效治疗，病情可进行性加重，甚至危及患儿生命。

二、 小儿急性喉炎的发病原因有哪些?

1. 上呼吸道感染

多继发于上呼吸道感染,可因病毒感染或细菌感染引起,如普通感冒、鼻炎、咽炎;也可为某些急性传染病的前驱症状,例如:流行性感冒、麻疹、水痘、百日咳等。

2. 诱发因素

小儿营养不良、抵抗力低下、变应性体质以及伴有某些上呼吸道慢性疾病,如慢性扁桃体炎、腺样体肥大、慢性鼻炎、鼻窦炎等也是喉炎的诱因。

三、 小儿急性喉炎有哪些特征性表现?

小儿急性喉炎起病较急,主要症状为声嘶、犬吠样咳嗽、吸气性喉喘鸣和吸气性呼吸困难。因常继发于上呼吸道感染或某些急性传染病,故还伴有全身症状,如发热、全身不适、乏力等。声嘶随病情加重逐渐加重。如炎症向声门下发展,可出现犬吠样咳嗽。声门下黏膜水肿加重,可出现吸气性喉喘鸣。严重时出现吸气性呼吸困难,患儿鼻翼扇动,胸骨上窝、锁骨上窝及肋间隙软组织凹陷,即三凹征(图3.1)。如治疗不及时患儿可出现面色苍白、发绀、神志不清,最终因呼吸循环衰竭而死亡。

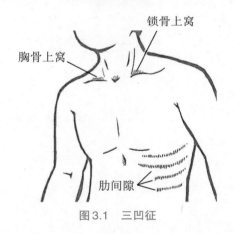

锁骨上窝

胸骨上窝

肋间隙

图3.1 三凹征

四、 小儿急性喉炎为何易引起呼吸困难?

(1) 解剖因素:小儿喉腔狭小,声门区和声门下区的横截面积较成人小很多倍;喉软骨较软,支撑力弱;黏膜淋巴管和腺体组织丰富、疏松,罹患炎症时,黏膜肿胀明显,导致喉腔变得更加狭窄。

(2) 小儿咳嗽功能较弱,往往不懂咳嗽,导致不易排出喉部及气管内的分泌物,从而引起喉痉挛、喉梗阻。

(3) 小儿的喉部神经比较敏感,受刺激后容易引起喉部肌肉痉挛、喉腔狭窄。

(4) 小儿情绪较不稳定,易哭闹导致耗氧增加,容易发生喉痉挛。

(5) 小儿对感染的抵抗力、免疫力较低,因此易发生喉部和呼吸道其他部位的感染。

五、 小儿急性喉炎如何治疗?

(1) 积极控制感染:早期应用有效、足量的抗生素,针对不同的感染用药。

(2) 抗水肿治疗:早期应用类固醇激素,如强的松等,以减轻喉水肿,缓解呼吸困难。

(3) 给氧、湿化:利于痰液排出,并可减轻喉部水肿以缓解呼吸困难。

(4) 支持治疗:喉炎患儿多因呼吸不畅哭闹不安,不愿进食,易引起脱水。需积极补液、保证营养等辅助治疗。

(5) 保持呼吸道通畅:药物治疗无效,必要时行气管切开手术。

六、 家长如何照护急性喉炎患儿?

(1) 多饮水,清淡饮食,勤用淡盐水漱口,保证充足睡眠。

(2) 室内空气保持清新、湿润,密切观察患儿病情变化,防止急性喉炎引起鼻、喉、气管、支气管、肺、耳等并发症感染。

(3) 遵照医嘱为患儿喂药,或进行咽部喷药。

(4) 某些急性传染病,如麻疹、水痘、猩红热等疾病前期常有类似急性喉炎的表现,发热1～2天后,父母应注意检查患儿口腔黏膜和皮肤有无特征性的斑疹出现,舌头有无杨梅舌样改变等,以免误诊。

七、 如何预防小儿急性喉炎?

(1) 平时加强户外活动,多晒太阳,增强体质,提高抵抗力。

(2) 注意气候变化,及时增减衣服,避免感冒。

(3) 在感冒流行期间,尽量减少外出,以防传染。

(4) 生活规律,饮食有节,起居有常,早睡早起。

(5) 保持口腔卫生,养成晨起、饭后和睡前漱口刷牙的习惯。

(6) 孩子有流感等上呼吸道炎症需及时诊治,出现急性喉炎症状,需及时到正规医院诊治,以免延误病情。

第三节　急性会厌炎

一、什么是会厌?

会厌是下咽部的软骨结构,位于声门上部,当呼吸和说话时会厌抬举,气流可以顺畅地进入声门,通过声门进入到气管。当进食时会厌会覆盖声门,防止误吸、误咽(图3.2)。

成人型会厌　　　　　　　　　　　　　　　婴儿型会厌

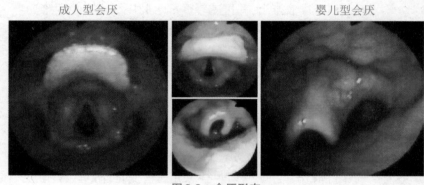

图3.2　会厌形态

二、什么是急性会厌炎?

急性会厌炎(acute epiglottitis)又称声门上喉炎或会厌前咽峡炎,是一种特殊的、主要累及喉部声门上区的会厌及其周围组织(包括会厌谷、杓会厌襞等)的急性炎症病变(图3.3)。以会厌高度水肿为主要特征。急性会厌炎是喉科的急重症之一,儿童及成人皆可出现,主要表现为全身中毒症状、吞咽及呼吸困难。急性会厌炎病情进展迅速,多数患者经及时治疗可获得痊愈,少数患者病情凶险,易窒息致死亡。

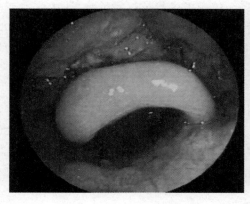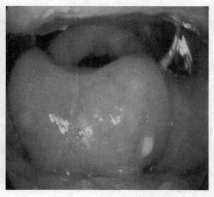

图3.3　会厌炎内镜影像

三、 急性会厌炎的发病原因有哪些?

（1）病菌或病毒感染：病菌感染是急性会厌炎最常见的病因。致病菌有乙型流感杆菌、葡萄球菌、链球菌、肺炎双球菌等,病毒如水痘-带状疱疹病毒。

（2）外伤诱发：高温饮品、吸入蒸气时造成的热损伤;医疗器械检查或手术时造成的机械损伤;有害气体或刺激性食物造成的化学损伤等。

（3）变态反应：会厌发生变态反应性炎症而高度肿胀,又称急性变态反应性会厌炎。变应原多为药物、血清、生物制品或食物,如青霉素、阿司匹林及虾、蟹等海鲜。

（4）临近器官的急性炎症：急性扁桃体炎、慢性咽炎、鼻炎等疾病可蔓延而侵及会厌部位的黏膜引起水肿。

四、 急性会厌炎有哪些表现和危害?

（1）喉痛剧烈,吞咽时加重,常有唾液外溢。

（2）会厌肿胀,以致语言含糊不清,似口中含物。儿童及年老患者,症状更为严重,病情进展迅速,精神萎靡,体力衰弱,四肢发冷,面色苍白,脉快而细,血压下降,甚至昏厥、休克。当会厌高度肿胀,声门变小,呼吸道阻塞时,出现吸气性呼吸困难,严重者可发生窒息,存在生命危险。

五、 急性会厌炎怎么正确治疗?

1. 抗感染及消肿

全身应用足量抗生素和糖皮质激素,如青霉素类、头孢菌素类抗生素、地塞米松等。因变态反应引起的成人会厌炎患者,应积极进行抗过敏治疗;肌内注射或静脉滴注糖皮质激素,严重者皮下注射肾上腺素。治疗后密切观察,如治疗后1小时患者自觉呼吸道阻塞症状无明显减轻,应向患者及家属告知病情,随时做好气管切开的准备,视病情行气管切开术。

2. 气管切开术

如患者有明显呼吸困难,静脉使用抗生素和糖皮质激素后呼吸困难无改善者应及时进行气管切开。急性变态反应性会厌炎窒息发作时,经口气管插管或硬性气管镜抢救常难以成功,因声门周围被水肿的黏膜堵塞,插管很难成功。如不能及时行气管切开,可行紧急环甲膜切开,扩张切口,进行人工呼吸,患者呼吸恢复后可行常规气管切开术。

3. 其他

如会厌脓肿形成,可在喉镜下切开排脓。进食困难者予以静脉补液等支持疗法。

六、 患有急性会厌炎必须住院治疗吗?

急性会厌炎属于咽喉科的常见急重症,需要及时住院治疗。急性会厌炎进展迅速,其早期症状包括剧烈的喉痛,以及明显的吞咽困难。如果疾病得不到及时的控制,会厌部会出现明显的水肿,对呼吸道造成阻塞,引起严重呼吸困难,随时有生命危险。

七、 急性会厌炎患者治疗期间有哪些注意事项?

(1) 积极配合医生接受治疗。在感到不舒服时,及时前往医院进行详细检查,依据检查结果,合理治疗,切不可凭借主观臆想用药导致病情恶化,产生呼吸不畅等情况。

(2) 注意休息,放平心态,保持乐观情绪。

(3) 养成良好饮食习惯。多吃清淡易消化食物,如牛奶、豆浆、水果、蔬菜等。多喝水,少吃油炸辛辣食物。

(4) 注意清洁,保持个人卫生。

(5) 戒烟戒酒,避免因烟酒中成分使病情加重。

八、 如何预防急性会厌炎?

(1) 疫苗接种。急性会厌炎通常是由流感嗜血杆菌引起的,对于儿童,可以注射B型流感嗜血杆菌疫苗,防止病原体感染,成年人不建议注射,除非是免疫力低下的特殊人群,以及患有其他影响免疫功能的疾病。

（2）加强运动,增强身体抵抗力,改善全身免疫功能。

（3）养成良好的卫生习惯,保持口腔卫生,戒烟酒,少吃辛辣刺激性食物。

（4）糖尿病患者应注意控制血糖。

（5）全身过敏患者和敏感人群应避免接触过敏原,以免引起会厌肿胀。

（6）对会厌邻近器官的急性炎症患者,需要及时治疗,以防止感染扩散。

（7）避免损伤,包括热损伤、异物等外伤和医源性器械损伤、化学损伤、放射线损伤等。

第四节　喉 部 烫 伤

一、哪些情况下会导致喉部烫伤?

（1）咽、喉、气管直接吸入或喷入高温液体、蒸汽或化学气体。

（2）火灾时吸入火焰、烟尘及氧化不全的刺激物等。

（3）误吞或误吸化学腐蚀剂,如强酸、强碱、酚类等。

（4）遭受毒剂如芥子气、氯气等侵袭。

（5）放射线损伤,包括深度X线、钴60、直线加速器等放射治疗时损伤及核辐射损伤。

二、喉部烫伤会有哪些表现?

临床上根据合并下呼吸道损伤程度将喉烫伤及烧灼伤分为轻、中、重三型，以利于判断伤情和指导治疗。

（1）轻型:损伤仅在声门区以上,患者可有声嘶、喉痛,同时伴有咽痛、吞咽困难、鼻毛烧焦、口鼻黏膜充血。

（2）中型:损伤在气管隆凸水平以上,除有轻型的临床表现之外,有刺激性咳嗽、呼吸急促。

（3）重型:除上述表现外,因有下呼吸道黏膜的水肿、糜烂和溃疡,甚至坏死,患者呼吸急促,咳嗽剧烈,并发肺炎。咳出血脓痰和坏死脱落的气管黏膜。误吞腐蚀剂者,可致喉、气管、食管瘘。若烧伤面积过大,可致严重的阻塞性肺不张、支气管肺炎、肺水肿。可出现进行性昏迷等。

三、 喉部烫伤时如何进行紧急处理？

（1）轻型：主要采用抗感染、减轻或消除黏膜肿胀。如清洁口腔、去除口腔及咽喉分泌物，雾化吸入糖皮质激素，全身使用抗生素。

（2）中型：除轻型的治疗措施外，有呼吸困难或预计会有呼吸困难者及早行气管插管或气管切开术。

（3）重型：除中型治疗措施外，全身大剂量使用抗生素，如吸入有毒气体应使用解毒药，加强气管切开术后的护理，及时控制肺部感染及肺水肿，抗休克治疗，维持水电解质平衡，保护全身主要脏器的功能。

四、 喉部烫伤能治好吗？有没有后遗症？

（1）轻微烫伤只会导致咽喉壁黏膜水肿，注意饮食结构，可以依靠自身免疫功能进行修复。

（2）严重烫伤可能会导致黏膜破损较为严重，不妥善治疗可引起局部粘连，影响正常呼吸和进食，甚至需要手术治疗，故烫伤后配合抗炎对症等治疗，以防烫伤后粘连。

（3）喉烫伤治疗后有可能出现的后遗症：声音嘶哑、音量降低、不能发声、呼吸不畅、呼吸困难、喉喘鸣等。

第五节　扁桃体炎

一、 什么是扁桃体？

扁桃体是咽部淋巴组织的一部分，通常讲的扁桃体是腭扁桃体，还包括咽扁桃体、舌扁桃体以及咽鼓管扁桃体，咽侧索和咽后壁淋巴滤泡，它们之间相互交通，构成咽部淋巴环的内环，通常讲的扁桃体只是淋巴环路上的一部分（图3.4）。

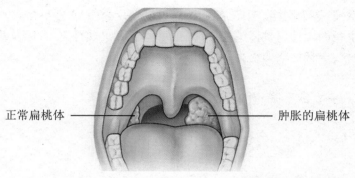

正常扁桃体 —————————————— 肿胀的扁桃体

图3.4　正常扁桃体与肿胀扁桃体对比

二、扁桃体对人体有什么作用?

扁桃体的主要作用是免疫功能,外来的病毒或者细菌进入到人体,扁桃体可以启动机体的免疫反应,起到第一道防线的作用,使细菌或者病毒不能进入到人体的下呼吸道、肺组织等。

三、扁桃体发炎的原因是什么?

1.急性扁桃体炎

乙型溶血性链球菌为主要致病菌。病原体通过飞沫或直接接触传播。正常人的咽部及扁桃体隐窝内存在病原体,机体抵抗力正常时不发病,当机体抵抗力因过度劳累、烟酒、有害气体刺激等诱因下降时,病原体大量繁殖,发生炎症。

2.慢性扁桃体炎

链球菌与葡萄球菌为主要致病菌。发生机制尚不清楚。可为急性扁桃体炎反复发作,或继发于猩红热、白喉、流感等急性传染病,或与自身变态反应有关。

四、扁桃体发炎会有哪些表现?

1.急性扁桃体炎

■ 全身症状:多见于急性滤泡性及急性隐窝性炎,起病急,可有畏寒、高热、头痛、食欲下降、疲乏无力、全身不适、便秘等症状。

■ 局部症状:剧烈咽痛,常放射至耳部,多伴有吞咽困难;部分出现下颌角淋巴结肿大,有时可出现转头不便。炎症波及咽鼓管时则出现耳闷、耳鸣、耳痛甚至听力下降;葡萄球菌感染者,扁桃体肿大较显著。

2.慢性扁桃体炎

反复多次急性扁桃体炎发作史,是慢性扁桃体炎最主要的临床表现。其次的症状为咽干、咽痛,多为隐痛、咽痒、异物感、口臭、咽反射敏感性增强等慢性咽炎的症状。对于增生型的慢性扁桃体炎患者,因扁桃体肥大出现打鼾、吞咽及呼吸不畅、言语含糊等症状;全身症状如乏力、低热等。

3. 其他症状

部分患者有食欲不振、便秘、消化不良等症状。

五、 扁桃体炎症该怎么治疗?

1. 急性扁桃体炎治疗方法

■ 一般疗法:卧床休息,多饮水,流质饮食,加强营养及疏通大便,咽痛较剧或高热时,可口服解热镇痛药。

■ 抗生素应用:为主要治疗方法,首选青霉素,根据病情轻重,决定给药途径。若治疗2~3天后病情无好转,高热不退,改用其他种类抗生素或酌情使用糖皮质激素。

■ 局部治疗:常用复方硼砂溶液、复方氯己定含漱液、1:5000呋喃西林液漱口或其他有抗菌作用的含漱液。

■ 中医中药:据中医理论,本病系内有痰热,外感风、火,应疏风清热,消肿解毒。可予中成药对症口服治疗。

■ 手术治疗:本病有反复发作的倾向。有手术指征者应在急性炎症消退后施行扁桃体切除术。

2. 慢性扁桃体炎治疗方法

■ 非手术疗法:不仅限于抗菌药物,应结合免疫疗法或抗变应性措施,包括使用有脱敏作用的细菌制品(如用链球菌变应原和疫苗进行脱敏),以及各种增强免疫力的药物,如注射胎盘球蛋白、转移因子等。加强体育锻炼,增强体质和抗病能力。

■ 手术疗法:扁桃体切除术(tonsillectomy),临床上多采用等离子刀行扁桃体切除术。

六、 扁桃体炎症在什么情况下需要手术?

(1)慢性扁桃体炎反复急性发作或多次并发扁桃体周围脓肿。

(2)扁桃体过度肥大,妨碍吞咽、呼吸及发声功能。

(3)慢性扁桃体炎已成为引起其他器官病变的"病灶"。

(4)白喉带菌者,经保守治疗无效时。

(5)扁桃体良性肿瘤,可连同扁桃体一并切除,对恶性肿瘤则应慎重选择适应证及手术的范围。

七、 哪些情况下不适宜进行扁桃体手术?

（1）急性炎症期不宜手术,宜在炎症消退2~3周后切除扁桃体。

（2）造血系统疾病及有凝血机制障碍者,如再生障碍性贫血、血小板减少性紫癜、过敏性紫癜等,一般不手术。

（3）严重全身性疾病,如活动性肺结核、风湿性心脏病、先天性心脏病、关节炎、肾炎、高血压病、精神病等。

（4）脊髓灰质炎及流感等呼吸道传染病流行季节或流行地区,以及其他急性传染病流行期,或患上呼吸道感染疾病期间,不宜手术。

（5）妇女月经期前和月经期、妊娠期,不宜手术。

（6）患者亲属中有免疫球蛋白缺乏、自身免疫疾病、白细胞计数特别低者,不宜手术。

八、 扁桃体手术出院后有哪些注意事项?

（1）保持良好的休养环境,室内温湿度适宜,空气新鲜。

（2）保持良好的心态,避免紧张、激动。

（3）由冷流质饮食过渡到半流质饮食,2周内勿食过热过硬食物,2周后酌情改为普食,避免生硬、刺激性食物。

（4）疾病恢复期,应选择含有丰富维生素、蛋白质的饮食,增强体质,促进康复。

（5）术后1个月应预防呼吸道感染。

（6）保持口腔清洁,养成早晚刷牙及餐后含漱的卫生习惯。

（7）可适当运动增强体质,但应避免剧烈活动,术后1个月门诊复查。

（8）若有出血、发热及时就医。

第六节 成人睡眠呼吸暂停综合征

一、 什么是成人睡眠呼吸暂停综合征?

阻塞性睡眠呼吸暂停低通气综合征(obstruvtive sleep apneahypopnea syndrome, OSAHS)是指睡眠时上气道塌陷阻塞引起的呼吸暂停和低通气,通常伴有打鼾、睡眠结构紊乱、频繁发生血氧饱和度下降、白天嗜睡、注意力不集中等病症，并可导致高血压、冠状动脉粥样硬化心脏病、糖尿病等多器官多系统损害。OSAHS是最常见的睡眠呼吸紊乱疾病，俗称鼾症。

二、 成人为什么会打鼾？

（1）上气道解剖结构异常或病变：① 鼻腔及鼻咽部狭窄：如鼻中隔偏曲、鼻甲肥大、腺样体肥大；② 口咽腔狭窄：腭扁桃体肥大、软腭肥厚、悬雍垂过长、舌体肥厚；③ 咽喉和咽腔狭窄：如婴儿型会厌、会厌组织塌陷等；④ 上下颌骨发育不良、畸形。

（2）上气道扩张肌张力异常：主要表现颏舌肌、咽侧壁肌及软腭肌肉张力的异常。

（3）呼吸中枢调节异常。

三、 鼾症有哪些症状表现？

（1）睡眠打鼾、呼吸暂停。

（2）白天嗜睡。

（3）记忆力减退。

（4）晨起口干、咽喉异物感，晨起后头痛，血压升高。

（5）部分患者出现性功能障碍，夜尿次数增加甚至遗尿。

（6）烦躁、易怒或抑郁等性格改变。

四、 鼾症的高危人群有哪些？

（1）肥胖者，尤其30～40岁成年男子，极易引起鼾症。

（2）颜面部发育异常者，如天生小下巴，舌体肥大。

（3）反复扁桃体感染引起扁桃体肥大者。

五、 打鼾严重会有什么危害吗？

（1）心力衰竭：血氧饱和度下降，刺激交感神经兴奋，肺循环和体循环压力上升，高血压和心律失常形成。心脏长期负担过重，容易导致心力衰竭，心律失常是睡眠中猝死的主要原因。

（2）诱发冠心病：血氧饱和度下降使得促红细胞生成素升高，血色素升高，红细胞升高，血小板的活性升高，容易诱发冠心病、脑血栓等疾病。

（3）肾功能损害：夜尿增加，出现蛋白尿等。

（4）睡眠结构紊乱：夜间反复觉醒，睡眠有效率降低，白天嗜睡，乏力，记忆力减退，出现性格改变或行为异常。

（5）反流性食管炎：严重打鼾可引起反流性食管炎、反流性咽喉炎，引起声音沙哑等咽喉症状。

六、 成人打鼾一定要手术治疗吗?

（1）单纯表现为睡觉时打呼噜，没有长时间张口呼吸及间断发作的憋气，打呼的症状较轻，无需特殊治疗处理，建议至耳鼻咽喉专科做进一步检查。

（2）打呼程度较重且伴有呼吸暂停，应根据程度不同选择治疗方法。

七、 成人打鼾需要做哪些检查?

（1）纤维（电子）鼻咽喉镜。

（2）上气道持续压力测定。

（3）X线头颅定位测量。

（4）上气道CT、MRI。

（5）多导睡眠监测或便携式睡眠监测。

八、 成人打鼾可以预防吗?

打鼾分为阻塞性、中枢性、混合型。阻塞性打鼾可以预防，预防措施为：

（1）积极加强锻炼，避免体重超标。

（2）合理安排饮食，忌暴饮暴食。

（3）戒除烟酒、慎服镇静安眠药。

（4）避免过度劳累，养成良好的睡眠及生活习惯等。

（5）积极治疗慢性扁桃体炎、扁桃体肥大、鼻中隔偏曲、慢性鼻炎、鼻甲肥大等疾病，必要时及时手术治疗。

第七节 小儿鼾症

一、什么是小儿鼾症?

小儿鼾症,医学名称为儿童阻塞性睡眠呼吸暂停低通气综合征,是指儿童睡眠过程中频繁发生部分或完全上气道阻塞,干扰儿童的正常通气和睡眠结构而引起的一系列病理生理变化,主要表现为上气道出现功能异常情况。

患儿的临床症状表现为鼻塞、呼吸暂停、张口呼吸、打鼾、疲倦、记忆力改变等情况,若患儿未能得到及时、有效的治疗,可出现生长发育迟缓、记忆力减退、智力低下及中枢神经系统发育不良等情况。另外,OSAHS患儿不仅体格生长、认知能力、学习能力方面较正常儿童落后,其心理行为发育也受到影响,具体表现为注意力缺陷与多动障碍、孤独症谱系障碍、焦虑抑郁、攻击性行为等。因此,早期诊治OSAHS具有重要临床意义。

二、哪些原因会导致小儿睡觉打鼾?

(1) 上气道的解剖结构异常导致气道不同程度的狭窄。

① 鼻腔及鼻咽部狭窄:包括慢性鼻炎(感染性、过敏性)、鼻中隔偏曲、鼻甲肿大、鼻息肉、后鼻孔闭锁及鼻腔肿物、腺样体肥大等。

② 口咽部狭窄:常见的如扁桃体肥大、腺样体肥大、软腭肥厚、咽侧壁肥厚、舌根后缩等均可引起该部位的狭窄。

③ 喉部:先天性喉软骨软化、喉蹼、气管闭锁等,但较为少见。

④ 先天性疾病及发育畸形:如小颌畸形、颅面畸形、舌根囊肿、异位甲状腺、鼻咽闭锁、软骨发育不全性侏儒、颈椎畸形等,均可引起阻塞性睡眠呼吸暂停现象。

(2) 上气道扩张肌张力异常,主要表现为咽壁肌肉及软腭肌肉张力异常,其他如全身肌张力减低等。

(3) 肥胖,应用镇静药物治疗等。此外遗传因素可使小儿鼾症的发生概率增加。

三、小儿鼾症有哪些表现?

(1) 夜间入睡打鼾、张口呼吸、憋气、睡眠中反复惊醒、肢体翻动等。

(2) 夜间多汗、尿床、睡姿异常,常爱趴着睡觉。

(3) 白天注意力不集中、多动;记忆力下降、学习成绩下降;行为改变、认知障碍等。

(4) 长期打鼾可有生长发育迟滞体征。

(5) 有的患儿还可出现反复呼吸道感染等表现。

四、 小儿鼾症应做哪些检查?

(1) 电子(纤维)鼻咽镜是目前常用的检查上气道狭窄平面的方法。

(2) 鼻咽侧位 X 线片或 CT 有助于气道阻塞部位的确定。

(3) 应用睡眠录像、脉氧仪也可了解睡眠的状态。

五、 小儿打鼾会有哪些危害?

(1) 患儿睡眠质量降低,影响患儿第二天活动、精神及学习等。

(2) 影响患儿的生长发育,出现患儿长不高,一般术后大约半年有好转。

(3) 影响患儿大脑发育及智力发育。

(4) 部分患儿出现其他并发症,如中耳炎、鼻窦炎、过敏、哮喘等。

(5) 长期的张口呼吸会使小儿出现上颌骨拉长、硬腭高拱、牙列不齐、上切牙突出、嘴唇变厚、表情呆板的腺样体面容(图3.5)。

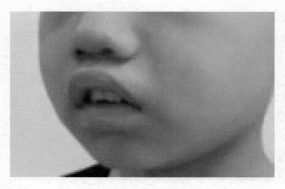

图3.5 小儿腺样体面容

六、 小儿打鼾应如何治疗?

儿童的病因与成人不同,因此治疗方法差异很大,必须结合患儿的具体情况做出合理的治疗方案。治疗分为手术和非手术疗法两种。

1. 手术治疗

扁桃体切除术和腺样体切除术。扁桃体腺样体切除术是儿童OSAHS最常见的一线治疗方法,有效率达85%～90%。

2. 非手术治疗

■ 药物治疗。儿童OSAHS患者上气道阻塞的主要原因多为腺样体和(或)扁桃体肥大,针对存在腺样体肥大的OSAHS患儿,鼻用糖皮质激素联合白三烯受体拮抗剂是其治疗的主要药物,药物治疗一般仅用于轻、中度的存在腺样体肥大的OSAHS患儿,针对重度患者,其疗效有限。

■ 其他治疗方法。① 鼻炎、过敏性鼻炎、鼻窦炎的治疗均应系统、规律;② 肥胖患者应该控制体重;③ 口腔矫治器(颌面畸形可通过正畸矫正)。

七、 全新等离子手术治疗小儿鼾症的优势有哪些?

(1) 温度低:40～70 ℃,组织损伤轻,出血少。

(2) 效果好:手术中实施消融,效果即显且持久不复发。

(3) 安全性高:微创方法,无电流进入人体。

(4) 并发症少:黏膜下消融技术最大限度地保护了黏膜功能。

八、 如何预防小儿打鼾?

(1) 减少呼吸道感染与过敏。

(2) 控制体重。

(3) 尽量侧卧:仰卧时舌头易后坠阻塞咽喉部,增加打鼾次数,故尽量侧卧。枕头不宜过低,否则易造成下颚向上抬,张口呼吸。

(4) 睡前避免服用镇静剂:镇静剂容易造成肌肉松弛,使打鼾严重。

(5) 训练深呼吸。

九、 手术麻醉对孩子会有影响吗?

没有明确证据证明麻醉会影响患儿的神经系统。如果手术非紧急,建议患儿3岁以后做手术。

十、 小儿鼾症手术后免疫力会降低吗?

手术切除并不会对孩子的免疫力造成较大影响。

OSAHS的主要病因是扁桃体及腺样体肥大,手术切除扁桃体及腺样体是治疗 OSAHS 的有效方法。但扁桃体、腺样体是儿童淋巴系统的重要组成部分，因手术丧失了扁桃体和腺样体的免疫功能是否引起患儿免疫功能下降备受关注。

OSAHS 患儿同健康儿童相比较，存在一定程度的免疫功能失调且伴有一定免疫功能的下降，手术切除扁桃体及（或）腺样体后，短期内其细胞、体液免疫功能会有所下降，而后随着时间推移，其免疫功能逐步恢复至正常，6 个月后基本达到术前水平，手术几乎不影响其免疫功能。因此，及时准确的扁桃体伴腺样体切除术对于 OSAHS 患儿很有必要，在临床上可以放心开展此项手术。

十一、 手术后家长需要注意哪些?

（1）提醒孩子及时将口内分泌物吐出，如含有少量血液，为正常现象。
（2）术后伤口无出血，可适当给予口含冰淇淋，起止痛功能。
（3）盐水漱口，避免细菌感染。
（4）术后恢复一段时间可鼓励孩子多说话。
（5）饮食以清淡、易消化的流质半流质为主。尤其是术后前 2 天扁桃体窝伪膜暂未形成及术后 7~10 天伪膜脱落期，更需严格控制饮食，避免引起切口出血。

十二、 手术治疗后会复发吗?

对于单纯实施扁桃体切除手术进行治疗的患儿，术后不会复发。但手术切除腺样体后，尤其是经常受到咽部炎症刺激，极少数患儿残存腺样体可能会代偿增生，从而会出现复发，但患儿即使出现增生现象，也很难达到之前的严重程度。

第八节 声 带 小 结

一、什么是声带小结?

声带小结（vocal nodule）又称为歌者小结，典型的声带小结为双侧声带前、中 1/3 交界处对称性结节状隆起（图3.6）。

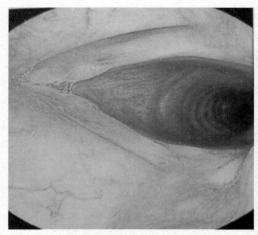

图 3.6　声带小结

二、引起声带小结的原因有哪些?

此病多见于职业用声或用声过度的人群,如歌唱演员、教师以及喜欢喊叫的职业者和儿童,故目前认为长期用声过度或用声不当是本病的重要诱因。

声带前 2/3 是膜部,后 1/3 是软骨部(即构状软骨),膜部的中点即声带前、中 1/3 交界处。该处在发声时振幅最大,用声过度或用声不当会导致该处形成小结。

三、声带小结有哪些症状表现?

主要为声嘶,早期程度较轻,表现为声音稍"粗"或基本正常,仅用声多时感疲劳,时好时坏,有间歇性。以后逐渐加重,由间歇性发展为持续性,因声嘶,演员不能唱歌或教师无法上课。

四、哪些人容易长声带小结?

(1) 长时间或过度发声:如教师、歌手、主持人、工作环境嘈杂的车间工人。

(2) 有不良生活习惯:喜烟酒,大喊大叫者。

(3) 内分泌因素:在青春期本病男孩较女孩多见,在成人病例,女性较男性多见。

五、声带小结需要手术吗?

经保守治疗无效者可在表面麻醉下经纤维喉镜(电子)鼻咽喉镜下行声带小结切除,也可在全麻支撑喉镜下行喉显微手术切除。术后应噤声两周,并雾化吸入治疗。

六、声带小结可以预防吗?

声带小结可以预防,预防措施如下:

(1)养成良好的说话习惯,避免大声喊叫引发声带损伤。

(2)如果因职业需要长时间发声,应学会科学发声方法,注意保养声带,尽量少说话。

(3)远离粉尘、香烟、烟雾、汽车尾气及有害气体,避免咽喉受刺激。

第九节 声 带 息 肉

一、什么是声带息肉?

声带息肉(polyp of vocal cord)好发于一侧或双侧声带游离缘中1/3处,为半透明白色或粉红色表面光滑的肿物(图3.7),是引起声音嘶哑常见的疾病之一。

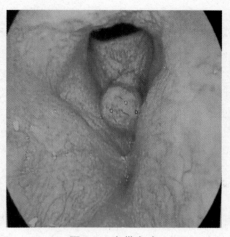

图3.7 声带息肉

二、 哪些人容易患声带息肉?

(1) 长期烟酒过量的人群。
(2) 长期高声用嗓的人群,如教师、歌唱家、售货员等。
(3) 慢性咽炎或者反流性胃食管炎疾病的患者。
(4) 经常接触空气污染或工作中有大量粉尘等刺激因素的人群。

三、 如何诊断声带息肉?

通过病史、电子喉镜检查、病理学检测等进行诊断。喉镜检查见一侧或双侧声带前、中1/3交界处有半透明、白色或粉红色的肿物,表面光滑,带蒂,也可广基。带蒂的息肉有时随呼吸上下活动。少数患者可出现整个声带弥漫性息肉样变。

四、 声带息肉需要手术吗?

采用手术切除。如小息肉可试行药物、噤声、改变发音方式等保守治疗。

五、 声带息肉如何预防?

(1) 养成良好的说话习惯,学会科学的发声方法,减少大声喊叫。
(2) 积极治疗上呼吸道感染或过敏反应引起的急性鼻炎、鼻窦炎、急性咽喉炎、哮喘等。
(3) 远离粉尘及有害气体。
(4) 戒烟限酒。
(5) 健康饮食,积极锻炼。

第十节　喉部白斑

一、 什么是喉白斑?

喉白斑是指声带黏膜表面有灰白色角化斑块,是声带黏膜鳞形上皮过度增生角化引起的喉部病变,所以也称为声带白斑(图3.8)。其包括鳞状上皮单纯增生性改变,轻度、中度、重度异型增生,原位癌等。此外,声带息肉及喉乳头状瘤等良性病变也可表现为喉白斑样病变,因而喉白斑不是一种独立的疾病,而是一系列疾病的统称。

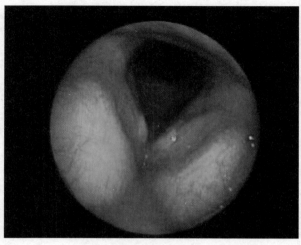

图3.8　喉白斑

二、喉白斑和喉癌有什么关系?

部分喉白斑有癌变倾向,因此也常被认为是癌前病变,但并不意味着有喉白斑就一定会患上喉癌。多数情况下,声带白斑的发展较为缓慢,尽早治疗,可以降低癌变风险。

三、哪些原因会导致喉白斑?

喉白斑为声带黏膜不易擦去的白色斑块状病变,其发病原因与黏膜受到的慢性刺激有关。包括吸烟、酗酒、病毒感染、吸入刺激性物质、发音损伤及食道反流等均可导致喉白斑。其中,吸烟是主要原因,且与吸烟量、持续时间有关。对于高龄,长期吸烟及酗酒患者,发生癌变的可能性较大;而年轻、长期用声过度患者发生声带息肉等良性病变的可能性较大。此外,环境污染、慢性咳嗽、咽喉特殊感染(真菌、结核、梅毒等)也会导致喉白斑的产生。

四、喉白斑有哪些症状?

主要症状是声音嘶哑,随病变发展而加重,表现为波动性嘶哑、喉部刺激、异物感和慢性咳嗽等。喉镜下见声带表面或其边缘有一层白色膜状物,或声带表面有白色增生隆起物,范围局限,或波及整个声带,声带运动正常。如声带活动受限,可能已发生癌变。

五、 喉白斑需要治疗吗?

喉白斑需要治疗。

1. 保守治疗

早期无异型增生的声带白斑不属于癌前病变,可以通过药物及改变不良生活习惯等方式进行治疗,治疗期间需注意定期复查。

2. 手术治疗

出现异型增生或癌变迹象,需行手术治疗,将病变组织完整清除。手术还可对切除的白斑进行活检,确定是否出现癌变。

六、 喉白斑什么情况下需要手术治疗?

对于保守治疗无效且白斑病变进行性加重,或临床怀疑有恶变倾向的患者,给予活检或手术治疗。目前,喉白斑的手术多在支撑喉镜下进行,采用激光或等离子辅助下喉外科手术治疗。需注意在完整清除白斑病变的前提下,尽量保留正常声带组织,以改善或恢复正常嗓音功能。

七、 喉白斑手术后会复发吗?

喉白斑术后容易复发,若反复发作,容易导致癌变。应做好预防措施:

(1)戒烟戒酒:烟酒对声带产生刺激易导致病变。

(2)及时治疗慢性病,慢性咽炎、喉炎以及周围器官炎症、胃食管反流等会对声带产生刺激。

(3)注意科学用嗓:避免大喊大叫、高声谈话;尽量柔声说话,避免持续用声;避免在嘈杂环境下说话;减少清嗓和咳嗽,可以用力吞咽代替;多饮水。

八、 喉白斑如何随访?

喉白斑的复发较常见,尤其是异型增生。

1. 随诊策略及危险度评估

■ 高危病变:① WHO 分类为重度异型增生或原位癌(不典型增生或原位癌);②轻度或中度异型增生伴以下一项或多项:a. 持续吸烟;b. 持续嘶哑;c. 喉镜

下病变明显。

■ 低危病变:轻度或中度异型增生且病变不明显或嘶哑不明显或不吸烟者。

2. 随诊时间

高危患者:第1年每个月1次,第2年每2个月1次,第3年每3个月1次,第4～5年每6个月1次;低危患者:至少随诊6个月。之后,可在发声变化或可疑症状出现时就诊。

第十一节　喉乳头状瘤

一、什么是喉乳头状瘤?

喉乳头状瘤是喉部最常见的、来源于上皮的良性肿瘤,分为幼年型和成年型。幼年型10岁以下儿童多见,好发于5岁前,成年型多发于20～40岁。儿童乳头状瘤极易局部复发,又称为复发性呼吸道乳头状瘤,但随年龄增长有一定自限趋势。成年型有癌变的可能。该病多认为是由人乳头状瘤病毒所致,亦可能与喉的慢性炎症刺激及内分泌失调等因素有关。

二、喉乳头状瘤有什么症状表现?

进行性声嘶,严重者出现失声、喉喘鸣及呼吸困难。晚期可出现喉疼痛及刺激性咳嗽。儿童因喉腔较小,肿瘤生长较快,且具有多发性,极易发生喉梗阻。

三、喉乳头状瘤会不会癌变?

喉乳头状瘤分为幼年型喉乳头状瘤和成年型喉乳头状瘤。

(1)幼年型喉乳头状瘤:10岁以下儿童多见,好发于5岁前,极易复发,随年龄增长肿瘤有一定的自限趋势。

(2)成年型喉乳头状瘤:多发于20～40岁,有癌变的可能。

四、喉乳头状瘤会不会传染?

喉乳头状瘤具有传染性。

传染源:带病毒的人或者物体。

传播途径：可通过接触传播，即接触到被患者污染的物品所造成的传播。

五、 喉乳头状瘤如何治疗？

目前尚未有该病的首选治疗药物。药物治疗可能起到一定辅助作用，干扰素及中药治疗有一定疗效，手术同时辅以局部使用药物（如抗病毒、增强免疫、抗肿瘤药物等），旨在达到去除肿瘤、减少复发、提高生存质量的目的。

目前采用的手术方式有支撑喉镜下采用喉显微冷器械、CO_2激光、KTP激光、光动力、切割动力系统、射频治疗等切除肿瘤，也可应用低温等离子切除喉乳头状瘤。并发喉梗阻者应行气管切开术。

六、 喉乳头状瘤手术后会不会复发？

容易复发。喉乳头状瘤是由人乳头状瘤病毒（HPV）引起的病毒源性肿瘤，HPV对人黏膜上皮具有特异嗜性，它可通过黏膜的微创伤感染基底上皮，并稳定地储存其中，进行病毒基因的低水平转录，然后在其分化的子代细胞中大量复制，使喉乳头状瘤具有生长迅速、多病灶、复发率高、易癌变等特点。

HPV已鉴定出120余种，通常认为HPV16、HPV18、HPV31、HPV33等易引起恶性肿瘤；而HPV6、HPV11只引起良性病变，但HPV11阳性者更易复发与预后不良。对于成年患者，若反复发作，有癌变可能。

七、 喉乳头状瘤手术后复发的原因有哪些？

本病迄今尚无根治办法，术后复发率仍较高，术后复发的位置主要包括切除肿瘤的原位置及原肿瘤周围形态正常的组织。原位复发可能与手术切除不够彻底，有残余的微病灶存在有关；邻近形态正常的组织受HPV侵袭可能是复发的另一原因。

手术次数、喉梗阻分级、手术时机、声带粘连、切割深度等均是影响患者术后复发的因素，对此需尽早手术，注意术中切割深度，合理把握手术适应证，从而降低术后复发率。

八、 如何避免（减少）术后复发？

预防喉乳头状瘤的复发，需做好术后的护理工作：

（1）术后遵医嘱使用抗生素，预防咽喉部位的感染。如果喉部存在HPV病毒感染，遵医嘱使用干扰素类的抗病毒药物。

（2）避免不正确的用嗓习惯,少食辛辣刺激性食物。

（3）进行户外体育活动,提高身体抵抗力。

第十二节　喉　　癌

一、什么是喉癌?

喉癌是发生于声门上区、声门区及声门下区的恶性肿瘤的总称,占全身恶性肿瘤的1‰～5‰,多发生于50～70岁男性,发病有明显的地域性特点。按照病理可分为菜花型、溃疡型、结节型及包块型。根据解剖部位,喉癌可分为声门上癌、声门癌及声门下癌。声门上癌淋巴结转移较常见,声门癌较少出现淋巴结转移。发生于喉的转移癌较为少见,晚期下咽癌及甲状腺癌可累及喉腔。喉癌的血行转移少见,可发生于疾病的晚期。最常见的转移部位为肺,其次为肝和骨。

二、喉癌的病因有哪些?

目前,喉癌发生率有增高的趋势,病因复杂,尚不完全清楚,比较明确的原因有:吸烟、饮酒、空气污染、人乳头状瘤病毒(HPV)、声带白斑等。

1. 吸烟

吸烟与喉癌发生有较大的关系。据统计,吸烟者患喉癌的危险是不吸烟者的6倍多。90%以上喉癌患者有长期吸烟史,吸烟量越大,时间越长,患喉癌的危险性越高,重度吸烟者(每日吸烟40支)喉癌死亡率是不吸烟者的20倍。

2. 饮酒

饮酒与喉癌也有关,但同吸烟相比,饮酒只是较弱的相关因素。排除吸烟的危险度,只饮酒不吸烟的人患喉癌的危险度同不饮酒的人相比,危险度是其1.5～4.5倍,吸烟与饮酒在致癌方面有协同作用。长期抽烟加上嗜饮白酒会导致患喉癌机会更大。

3. 空气污染

生产性粉尘或废气如二氧化硫、铬、砷等的长期吸入,有致癌可能。

4. 人乳头状瘤病毒（HPV）

HPV可引起喉乳头状瘤,成人乳头状瘤目前被认为是喉癌的癌前病变。

5. 声带白斑

声带白斑是喉癌的癌前病变。

三、 患了喉癌有哪些表现?

(1)声音嘶哑:是喉癌尤其是声带癌的典型表现,声门上癌及声门下癌向声门区生长时也可出现声音嘶哑。声带癌早期即可出现发音易倦及声音嘶哑,部分患者可能因为对侧声带的代偿而出现症状的暂时性缓解,晚期患者仅可发出类似耳语的气流声,甚至失声。声门上癌及声门下癌由于对共鸣腔的影响可出现音色、音质的改变,发声疲劳等特殊的症状。

(2)进食呛咳:多由肿瘤影响环杓关节运动所致,吞咽时环杓关节的内收运动对气道保护有着重要作用,当肿瘤直接侵犯此关节或侵犯喉返神经及喉内肌影响其运动时,可出现不同程度的呛咳,症状可由于健侧环杓关节的代偿而有所缓解。声门上癌尤其是会厌癌,可因其占位效应影响吞咽动作中各肌群的协调运动而出现呛咳。对于高龄患者来说,严重的呛咳可导致吸入性肺炎。

(3)呼吸困难:声门区为上呼吸道最狭窄的部位,声带癌的肿瘤占位可影响患者呼吸,患者可表现出呼吸困难。声门上癌及声门下癌在肿瘤较大时,同样影响患者的呼吸。当肿瘤合并感染导致其充血水肿、声门上癌的脱垂遮盖喉入口时,可导致患者出现急性上呼吸道阻塞症状,甚至危及生命,需急诊处理。环杓关节、喉返神经及喉内肌受侵犯影响声带的外展运动,可加重患者呼吸困难的症状。

(4)吞咽困难:见于晚期的声门上癌,因其阻挡效应及影响吞咽运动所导致。晚期喉癌侵犯梨状窝甚至食管入口等,也可导致进行性吞咽困难,多伴有呛咳。

(5)颈部包块:肿瘤可突破喉体侵犯肌肉、甲状腺等颈前软组织,部分高度恶性的晚期肿瘤可突破皮肤呈外生样生长。转移的淋巴结可在颈侧区扪及,可为质韧、无痛的结节,可以在原发肿瘤的同侧、对侧或双侧颈部,单个也可以多个,成串排列或融合成块。远处转移的癌肿出现相应部位的占位症状,晚期患者可出现恶病质。

(6)咳嗽、疼痛、咽喉不适、异物感、血痰或咯血为喉癌的非特异性症状。

四、 如何早发现、早诊断喉癌?

若出现长时间的咽部异物感、咽部疼痛、声音嘶哑等症状,应该及时就医,做全面检查,如电子喉镜检查、纤维喉镜检查,观察有无肿物、溃疡、局限性的隆起、白斑等异常的表现,如果发现有异常应及时给予相关的治疗。

五、 喉癌可以预防吗?

喉癌是可以预防的。主要的预防措施如下:

（1）戒烟酒,烟酒是公认引起喉癌的重要因素。

（2）锻炼身体,增强自身的体质和免疫能力,避免接触有害气体。

（3）若经常出现饭后反酸、胃酸、咽喉部灼热感的症状,应尽快前往医院就诊。

（4）若本身就存在喉部良性病变,比如声带白斑,应尽快配合医生治疗,防止发展为喉部恶性肿瘤。

六、 喉癌患者如何选择治疗方案?

喉癌的治疗手段包括手术、放疗、化疗及生物治疗等,目前多采用以手术为主,辅助放化疗的综合治疗方法。根据肿瘤的位置、范围、患者的年龄以及全身情况等因素综合考虑选择的术式。近年来,随着喉外科的发展,喉癌的切除术式主要包括以下几种:激光切除喉癌、喉部分切除术、全喉切除术。

1. 激光切除喉癌

支撑喉镜喉癌CO_2激光切除术,又称喉癌的经口激光微创手术,是通过器械建立从口至喉部的通道,在高清手术显微镜的帮助下,利用CO_2激光对喉癌进行精细化的切除。手术优点:

■ 创伤小,颈部无切口,一般无需气切和胃管置入,对喉的支架结构无损伤,术中出血少。

■ 恢复快,通常术后2～3天即可出院。

■ 功能保留好,患者术后通常可以发音、经口进食。

■ 美观,无需气管切开,颈部无切口,患者体表无瘢痕,满足患者的美容需求。

随着技术的进步,经口激光微创手术的适应证逐步扩大,可以应用于绝大多数咽喉良性病变和早期喉癌的治疗,同时也可应用于部分中期喉癌和早期下咽癌的治疗,极大程度减少了患者的手术创伤,降低了手术并发症的发生率,提高了患者的生活质量。

2. 喉部分切除术

当肿瘤范围较大,激光无法切除时,要做喉部分切除术。喉部分切除比激光切除手术创伤大,需切开气管,颈部要戴金属管数周到数月,部分患者因手术切除范围大需终身戴金属管。患者术后短期内可能会有饮食呛咳,适应后好转。一般术后7～10天出院。

3. 全喉切除术

适用于不适合行喉部分切除术的喉癌,放射治疗失败或复发癌、喉部分切除术后功能不良难以纠正者以及部分体质较差的高龄患者等。

喉癌常有颈淋巴结转移,因此全喉切除同时常需行颈淋巴结清扫术。

4. 非手术疗法

除手术外,喉癌的治疗还包括放疗、化疗和生物治疗。

（1）放疗：适用于有手术禁忌证的患者、广泛病变的术前控制、中晚期喉癌术后辅助放疗等。对部分早期喉癌及低分化、未分化癌可作为首选治疗措施，可分为根治性放疗、计划性术前和术后放疗、姑息性放疗。

（2）化疗：可作为辅助治疗及姑息治疗使用，目前分为诱导化疗、辅助化疗和姑息化疗等多种方法，以铂类药物为基础，行单药或者联合药物治疗。

（3）生物疗法：尚在实验研究阶段，还需继续探索。

七、喉癌患者术后如何饮食？

（1）全喉切除患者先从经口饮水开始练习，开始时要分次少量，饮水后，伤口无红肿、渗出，可经口进半流食，如芝麻糊、米糊等。半流食一周后无不适可经口进软食，软食需持续一个月。

（2）部分喉切除患者先开始练习吞咽口水，吞咽时可用食指指腹堵严气管套管口，吞咽时取头低姿势，吞咽口水无呛咳等不适后，可进食团块状食物，如香蕉、软蛋糕、糊状食物等，进食分次慢咽。若无呛咳等症状，可逐渐增加流食的摄入。饮食宜富含维生素、蛋白质以增强体质，禁烟酒，禁食酸辣刺激性食物。

八、全喉切除术后如何讲话？

全喉切除术是治疗晚期喉癌最有效、最安全的治疗方法，但患者手术后会永久失去原有的发音功能。全喉切除术后患者学习讲话的方法很多，最常见的为食管发声、电子喉发声、人工发音管发声和手术发声重建。这几种方法各有优缺点：

1. 食管发声

食管发声的基本原理是将60~80毫升空气通过舌根后移咽入食道，随后借助胸内压力，如同打嗝一样向上将空气从食管内逼出，压入咽部，冲击食管上端或者咽部黏膜，引起咽部黏膜的振动而发音。食管发音是最常用的发声方法，发音训练成功后，发音可懂度强，可满足日常交流，也无呛咳等并发症。但食管发音需要长期的发声训练，70岁以上老年人食管发音训练成功率偏低。

2. 电子喉发声

电子喉是带有一个塑料振动膜的手握式半导体装置，大小与电动剃须刀相仿，电子喉的末端需要被放置在颈前部最佳发音点上，通过仪器振动传入咽喉部发出声音。部分患者需要一定时间的训练才能将电子喉放到颈部合适的位置。电子喉发声单调、机械，较难听懂，但新一代电子喉发声清晰度有所提高，使用简单，可以考虑选择。

3. 人工发音管发声

就发声质量来说，人工发音管发声最佳，不用学习训练就能自然发声，发声强度高,可持续发音,发声自然、随意,克服了食管发音和电子喉很多缺点。但人工发音管易老化、阻塞,需定期清理及更换、维护,安装人工发音管时间过长,可能会引起松动脱落、呛咳等并发症,甚至有落入气管造成气管异物堵塞的可能。

4. 手术发声重建

手术发声重建具有人工发音管的发声优点,又克服了电子喉、食管发声和人工发音管的缺点,是一种理想的发声方法,但也有短期呛咳,且手术复杂、难度高等缺点。

第十三节　睡　眠　监　测

一、什么是睡眠监测?

睡眠监测主要分为两大类。

1. 多导睡眠监测

多导睡眠监测是睡眠医学临床和科研的一项重要技术,被称为诊断睡眠障碍疾病的"金标准"。它可以记录睡眠时的脑电、心电、肌电、眼电、胸腹呼吸、鼾声、口鼻气流、血氧饱和度、肢体运动、体位等生理信号以及音频数据,是可以客观、科学地记录和分析睡眠的仪器,可了解睡眠结构、睡眠效率、监测患者的血氧饱和度情况,判断有无低通气、呼吸暂停、睡眠中其他异常情况等。

2. 便携式睡眠监测

便携式睡眠监测设备使用方便,一般由睡眠医师连接导线后,患者可带回家或带至病房监测。设备采集口鼻气流、胸腹运动、血氧饱和度、体位、鼾声等信号(要求3型设备及以上)。具体应用指征由睡眠医师根据患者的具体情况而决定。

二、睡眠监测如何做?

多导睡眠监测(图3.9)安排在睡眠监测室,睡眠医师需要在患者晚上睡觉前将电极片及电极导联线用胶布粘贴到患者身体指定部位,采集一些睡眠相关的生理信号,早上醒来后由睡眠医师去除导线即可。如果是便携式睡眠监测,睡眠技师安装好导联后患者可以带回家,第二天将监测设备送还睡眠室。睡眠医师通过判读分析采集到的信号,出具睡眠监测报告。

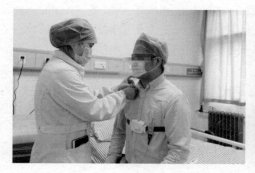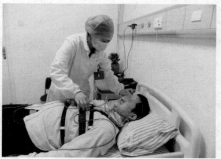

图 3.9　睡眠监测

三、睡眠监测会影响正常睡眠吗？

睡眠监测是无创操作，不影响患者正常睡眠。

四、哪些人需要做睡眠监测？

(1) 临床上怀疑为睡眠呼吸暂停综合征的患者。
(2) 临床上怀疑有睡眠呼吸疾病，如夜间哮喘、肺或神经-肌肉疾病。
(3) 难以解释的白天低氧血症或红细胞增多症。
(4) 原因不明的夜间心律失常、夜间心绞痛、清晨高血压等。
(5) 评价各种治疗手段对睡眠呼吸暂停低通气综合征的治疗效果。
(6) 诊断其他睡眠障碍性疾病。

五、哪些情况下不适合做睡眠监测？

(1) 胸部X线或CT检查发现肺大疱者。
(2) 气胸或纵隔气肿者。
(3) 血压明显降低或休克者。
(4) 严重的呼吸衰竭或心力衰竭者。
(5) 急性心肌梗死患者血流动力学指标不稳定者。
(6) 脑脊液漏、颅脑外伤或颅内积气者。
(7) 急性中耳炎、鼻炎、鼻窦炎感染未控制者。

六、 睡眠监测有哪些注意事项吗?

（1）患有严重肺部疾病、心血管疾病、精神疾病、高血压或传染病等需向医生咨询,暂缓多导睡眠监测检查,待病情稳定后再行监测。

（2）检查当日勿午睡,禁浓茶、咖啡、酒、安眠药等影响睡眠的食物及药物,长期口服安眠药者可向医生咨询是否停药。

（3）检查前沐浴,洗净头发和面部,洗头时不使用护发素,男性应剃净胡须和胸毛,女性束起长发,不涂抹指甲油,不使用发油、化妆品及护肤品,修剪指甲,取下所佩戴的首饰、手表,备开襟睡衣,多导睡眠监测需在睡眠室住一晚,要携带洗漱用物。

（4）连接仪器前排空小便,关闭手机等通信设备以减少干扰。

（5）监测过程中尽量减少不必要的翻身,以免引起电极、导联的滑脱。

（6）监测过程中勿拉下床栏,防止坠床等意外事件的发生。

（7）睡眠监测仪的安装及拆卸需在医生指导下完成,不可自行拆装,以免损坏仪器。

（8）检查过程中如有不适或有需求请及时告知医生。

第十四节　电子喉镜

一、什么是电子喉镜检查?

电子喉镜检查(图3.10)即采用先进的信息处理技术,用一根细长的高亮度光导鼻咽喉镜深入患者鼻、咽、喉等部位,形成清晰度超过纤维鼻咽喉镜百倍的图像,能够显示出喉部、咽部微小病变。

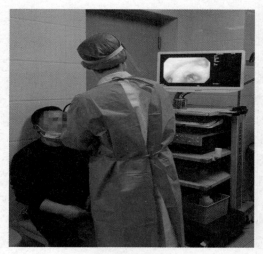

图3.10 电子喉镜检查

二、 什么情况下需要进行电子喉镜检查?

电子喉镜检查主要是用来检查和排除咽喉部病变的,适用于以下情况:

(1)声音嘶哑,特别是有吸烟饮酒史、反复声嘶。

(2)长期有咽部异物感、灼热感、堵塞感、咽部疼痛等不适。

(3)咽部异物:当咽部被细小异物(如鱼刺)卡住,也可以通过喉镜检查发现并取出异物。

(4)咽痛、外伤、肿瘤、先天性疾病等其他需要明确咽喉部病变或损伤范围及程度时。

(5)需在电子喉镜导视下进行的特殊治疗,如病变活检、特殊情况经电子喉镜导视下留置胃管。

三、 电子喉镜检查需要准备哪些物品?

新冠疫情期间,需提供近期活动轨迹及规定时间内核酸检测阴性报告,可准备一包纸巾,用以检查后擦拭口鼻。

四、 电子喉镜检查需要空腹吗?

电子喉镜检查刺激较小,一般不用空腹检查,但要避免进食过饱或进食后立即行喉镜检查,否则会诱发恶心、呕吐的情况。

五、 电子喉镜检查是无痛的吗?

电子喉镜纤细、灵活,检查过程疼痛不明显,仅在通过鼻腔时可能会有轻微的酸疼感。不使用麻药也可以顺利完成检查,敏感患者或者是需要喉镜下治疗的患者,可以在局部喷入麻醉药用来减少刺激。

六、 电子喉镜检查中怎么配合?

体位:可以坐位或者卧位,一般卧位更为放松、舒适。

进鼻:喉镜通过一侧鼻腔缓慢进入,应避免闭眼皱眉,加重酸疼感。

进咽:到达鼻腔后部时用鼻吸气,使得喉镜顺利进入咽腔,向下进喉腔时可能会有轻度恶心,通过调整呼吸节奏(缓慢深吸气)就可以控制。

进喉:检查喉腔时,需要反复做鼻腔深吸气、长发"一"音(长约10秒)、伸舌、鼓气等动作更好地显露咽喉部,避免遗漏重要病变。

检查过程中平静呼吸,避免焦虑恐惧情绪,可以更快、更舒适地完成检查。

七、 电子喉镜检查后可以吃东西吗?

若检查过程中没有使用麻醉药,可以适量饮水,半小时后可正常进食;若检查过程中使用了麻醉药,咽喉部麻木不适,需要两小时后才可进食。

八、 反复喉镜检查会损伤咽喉吗?

喉镜在通过鼻腔时,极少数患者因为鼻腔空间狭小,有黏膜擦伤,导致少量鼻出血,一般自行止住。在咽喉部喉镜都是处于悬空状态,不会造成声带损伤,即使因为病情需要反复多次喉镜检查,也不会损伤声带。

九、 电子喉镜检查过程需要多久?

电子喉镜检查比较快,一般几分钟就可以完成全部检查,部分病情复杂或需要进行喉镜下治疗的患者需要久一些。

十、 小儿可以进行喉镜检查吗?

婴幼儿一般不宜进行电子喉镜检查或应特别慎重。电子喉镜镜体轻巧、纤细、灵活,学龄期儿童一般可自行配合完成,学龄前儿童难免哭闹,需要家长和医生一起配合安抚患儿完成检查。

第十五节　扁桃体切除手术

一、扁桃体手术过程长吗?

常见的扁桃体切除手术方式有扁桃体切除术、挤切术、剥离术、电刀手术等,近年来,多采用低温等离子腺样体及扁桃体切除术,相较于其他手术方法,其具有恢复时间短、损伤小等优势。单纯手术过程需要15~20分钟。

二、扁桃体切除后伤口会缝合吗?

临床上多采用低温等离子设备(等离子刀)在扁桃体被膜内对扁桃体组织进行剥离,一般不需缝合。

三、扁桃体手术后如何缓解疼痛?

(1)心理疏导消除不良情绪。较小的患儿,可以通过播放动画片、看漫画书、讲故事等分散其注意力;成人可以听音乐、看电视。

(2)饮食护理:饮食温度控制在常温35℃,温度过高易导致伤口疼痛加剧及出血。在术后6小时无出血的患儿,可适当进食蜂蜜水、冰牛奶、冰淇淋等冷流质促进止血止痛,但也不宜温度过低,易导致胃痉挛、腹泻、呕吐等。

(3)冷敷护理:颌下冷敷能收缩血管预防术后出血及减慢神经传导、减轻疼痛。

四、扁桃体手术后饮食有何要求?

局麻术后禁食2~4小时,全麻清醒后禁食6小时,若无明显出血,可开始进食。

第一阶段:即术后24小时内(伪膜生长期),可进温凉流质饮食。

第二阶段:即术后24小时后至术后一周(伪膜保护期),可进温凉半流质饮食,少食多餐,满足机体营养需要量,餐后漱口可保持患儿口腔卫生,保持口咽部湿润,减轻患儿咽部不适。

第三阶段:即术后一周至两周(伪膜逐渐脱落期),此时创面非常易受到损伤而出血,需进食软食,减少对手术切口刺激、牵拉或影响,促进术区白膜正常脱落痊愈;两周后逐渐向普食过渡,但避免过硬食物及含骨含刺的食物。

五、 扁桃体手术后能刷牙吗?

扁桃体手术后第二天就可以正常刷牙,但要注意选择材质比较软的牙刷,动作轻柔,选择含漱的方式。

六、 扁桃体手术后发热正常吗?

扁桃体手术后发热一般发生在术后1~3天,体温在37.5~38.5 ℃之间,一般为手术吸收热,不需要特殊处理。建议多饮水,保持口腔卫生。如手术后3天体温突然升高或术后体温一直持续在38.5 ℃以上,术后创面肿胀,不生长白膜,或白膜生长不均匀,患者咽痛加剧,下颌下淋巴结肿大疼痛等需及时使用抗生素治疗。

七、 扁桃体手术后需要住院几天?

单纯行扁桃体手术者,术后24小时无明显出血及其他不适状况即可出院。

八、 扁桃体手术后会影响发声吗?

临床上多采用低温等离子设备(等离子刀)在扁桃体被膜内对扁桃体组织进行消融或剥离,不伤及喉部组织,一般不影响发声。

九、 扁桃体手术后伤口多久能愈合?

术后1周左右,伪膜逐渐脱落,伤口已基本愈合,但底层新生的组织非常稚嫩,又含有丰富的血管,易出血,应注意饮食及活动的要求。

十、 扁桃体手术后出血怎么办?

出院后发现痰中带血或血丝,可口内含漱冰水,颈部冷毛巾湿敷。对于无法控制的反复出血及大出血,应及时就医。术后24小时内发生大出血或反复出血为原发性,最常见的原因为术中止血不彻底、遗有残体或肾上腺素的后作用。其次为术后咽部活动过甚,如咳嗽、吞咽等。继发性出血常发生于术后5~6天,此时白膜开

始脱落,若进食不慎擦伤创面可致出血。发生出血时,应按下述方法处理:

(1)查明出血部位。扁桃体窝内若有血凝块,应予清除,用纱布加压至少10~15分钟;或用止血粉、吸收性明胶海绵贴附于出血处,再用带线纱布球压迫止血。

(2)如见活动性出血点,可用双极电凝止血或用止血钳夹住后结扎或缝扎止血。

(3)弥漫性渗血,纱球压迫不能止血时,可用消毒纱球填压在扁桃体窝内,将腭舌弓及腭咽弓缝合3~4针,纱球留置1~2天。

(4)失血过多,应采取补液、输血等措施积极治疗。

十一、 扁桃体手术后需要复查吗?

建议术后两周复查。

第十六节　声带术后的嗓音保护

一、 声带手术后能讲话吗?

术后休声1~2周,使声带充分休息,减轻声带充血水肿;双声带息肉摘除者则多做呼吸运动,增强声带活动,防止声带粘连。

二、 有哪些不好的习惯或行为会损伤嗓音?

(1)声带息肉多为发声不当或过度发声所致,如长期大声说话,耳语,在较高或者较低的音域里唱歌,多见于职业用声或过度用声的人。

(2)不良的生活习惯,吸烟饮酒等。

三、 日常生活中如何保护好嗓音?

(1)调整呼吸,用鼻吸气,同时调动呼吸肌辅助。避免衣服过紧,影响呼吸幅度。

(2)饮食上,保持规律、适量的饮食习惯,禁烟酒、少喝含咖啡因的饮料和碳酸饮料。

(3)生活环境上,多通风,充足的光照,清洁、温湿度适宜的空气对嗓音有益。

（4）避免大喊大叫、在嘈杂的环境下说话。避免过度持续用声。

（5）减少清嗓和咳嗽，以吞咽或喝水代替。每天喝2升水。

（6）变声期、月经期、妊娠期声带容易受损，注意声带休息。

四、如何进行发音训练？

科学的发音训练对声带小结、息肉、闭合不良等声带疾病、言语障碍问题有着较好的康复效果。主要方法有：

1. 腹式呼吸与发声

练习腹部肌群参与发声，从而减少声带猛烈碰撞。调节正确的呼吸方式，通过"鼻子闻花香，口吹蜡烛"，掌握正确的呼吸方法。站立，挺胸，抬头，手重叠，掌心放在"丹田穴"（脐下4横指）位置。吸气时脐及脐下用力向外凸出，呼气时脐及脐下方用力向内凹陷，每分钟呼吸各16次。每天练习20分钟，连做1周。

2. 唇颤法（打嘟）

放松唇部和舌部，一手拇指和食指按在嘴唇的两侧，轻吐气使得气流冲击微张的唇部发出"嘟……"音，每天10分钟。

3. 半封闭声道训练

如吸管发声。通过吹吸管发声，缓解大量用嗓后喉部的紧张疲劳感。当处于汇报、面试等场合时，吹一吹吸管，可以让嗓子轻松发声。

第十七节　气管切开患者的居家护理

一、气管切开患者出院后需准备哪些居家护理用品？

无菌蒸馏水或0.9％氯化钠（生理盐水），用于清洗内套管；套管毛刷，用于清除管内的痰痂和分泌物；不锈钢锅，用于煮沸消毒内套管；Y形纱布、镊子、棉签、酒精，用于气切造口处换药。按需备雾化机、手动吸痰器、吸痰管、套管固定系带、加湿器、温湿度计等（图3.11）。

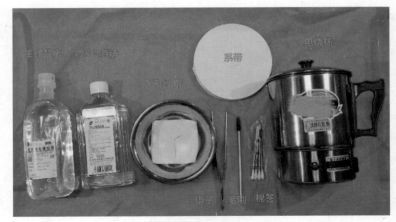

图3.11　气切患者居家用物

二、 气管切开患者怎样进行居家气道湿化?

（1）雾化液的选择：可选用0.45％的氯化钠溶液（用0.9％的氯化钠溶液和无菌蒸馏水按照1∶1配制）。感染、痰液黏稠可选用黏液稀释剂、黏液促排剂药物。

（2）可备用家庭雾化机，遵医嘱给予雾化吸入。

（3）将双层纱布用生理盐水浸湿后盖住切口，保证切口的湿润度。

（4）使用加湿器，室内温度保持在20～25℃，湿度保持在60％～70％为宜。

三、 如何消毒气管套管?

第一步：洗净双手，摘下内套管。

方法：左手固定外套管翼部，右手轻轻旋转内套管，使内套管的凹口和外套管的锁扣处对齐，再沿套管弧度慢慢将内套管取下，注意动作轻柔，避免引起患者气道黏膜损伤以及频繁咳嗽等严重气道反应。

第二步：用毛刷在清水的冲洗下清洁内套管，去除表面可见的痰痂和分泌物，反复冲洗。

第三步：将内套管放入不锈钢锅中，待水开后，再煮沸10～15分钟，煮沸消毒法可以杀死细菌的繁殖体。若用75％乙醇，浸泡时间≥30分钟，再用无菌蒸馏水或生理盐水冲洗晾干即可。

第四步：取下患者外套管处的纱布，用碘伏消毒周围皮肤，以切口为中心，范围5～10 cm，消毒后，再重新用镊子夹取无菌纱布，中间剪"Y"形开口后，放置于气切口，注意套管固定带与皮肤的距离以不超过一指为宜。

第五步：用镊子取出内套管，用生理盐水冲洗后，再按照弧度把内套管安装好，旋转内套管固定。

步骤如图3.12所示。

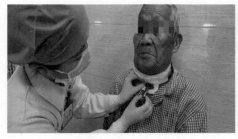

第一步

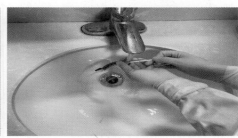

第二步

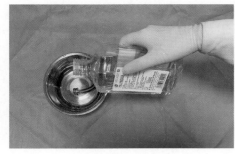

第三步（1）

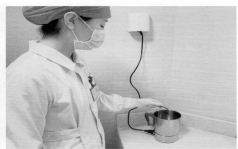

第三步（2）

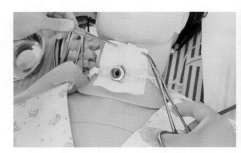

第四步

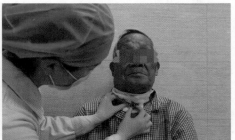

第五步

图3.12　气管套管消毒步骤

四、气管切开患者发生气管套管堵塞怎么办？

出现内套管堵塞时,迅速拔除内套管,置入消毒好的内套管;外套管堵塞,居家备负压吸引器者给予深部吸痰,不能缓解者应立即就医。

五、 气管切开患者气管套管脱落怎么办？

内套管脱落时,放入备用内套管或重新消毒后置入。

外套管脱落需紧急处理:

■ 窦道已形成:直接置入消毒备用的套管。

■ 窦道未形成:第一时间就近医院就诊(如不能立即就医,紧急情况下可用钳、镊等撑开气管造瘘口,非必要请勿自行操作),重新置入套管,不能缓解者应立即就医。

六、 气管切开带管出院患者对居住环境有何要求？

整洁、卫生,温湿度适宜(温度20～25 ℃,湿度60％～70％),有条件者定期紫外线消毒,每天开窗通风2～3次。

七、 气管切开带管出院患者痰多怎么办？

气道湿化稀释痰液,使痰液易于咳出,必要时行雾化吸入;掌握正确的咳嗽排痰方法,对于痰液多且不易咳出的患者应备家庭用吸痰器并掌握吸痰要点和方法。

八、 气管切开带管患者能洗澡吗？

可以,但应注意气管造瘘口的保护,防止水进入气道。

九、 如何美化气管套管患者的带管形象？

男性患者可以佩戴喉罩,女性患者可以佩戴丝巾,既可以美化带管形象,又可以防止蚊虫、灰尘等进入到气管内带来的不适(图3.13)。

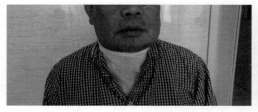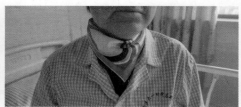

图3.13　气切防护罩

第十八节　喉切除术后吞咽障碍的早期识别与防治

一、什么是吞咽障碍?

吞咽障碍是指由于下颌、双唇、舌、软腭、咽喉、食管等器官结构和(或)功能受损,不能安全有效把食物由口送到胃内的一种临床表现。

二、吞咽障碍的表现有哪些?

(1) 进食哽噎,喉咙有被食物黏着感,难以下咽。
(2) 咀嚼无力,食物从口角漏出,流涎,低头时可出现明显的饮水呛咳。
(3) 进食时频繁清嗓,进食费力、时间延长、进食量少。
(4) 吞咽疼痛,可伴随胸部压迫感,胃部烧灼不适。
(5) 吞咽时干呕、咳嗽,吞咽结束时口腔内仍有食物残留。
(6) 进食后呕吐,食物反流到口腔或者鼻腔。
(7) 发音困难或者湿性嘶哑,音调低。
(8) 非外感性反复的发热及肺部感染。
(9) 呛咳反射减弱,自主咳嗽能力减弱,容易发生误吸。

三、如何早期识别和诊断吞咽障碍?

1. 耶鲁吞咽筛查方案
观察受试者是否能在1分钟内喝完90 mL水,如果不能饮完或饮水中出现呛咳、咳嗽、湿声都视为"失败",若无上述表现视为"通过"。

2. 饮水试验
第一阶段:先用汤匙(容量为5~10 mL)让患者喝水,如果患者在这个阶段即发生明显呛咳,则无需进入下一阶段,直接判断为饮水吞咽测试异常。
第二阶段:如在第一阶段无明显呛咳,则让患者采取坐位姿势,将30 mL温水一口咽下,记录饮水情况。

3. 染料测试
对于气管切开患者,可以利用蓝色染料(一种无毒的蓝色食物色素)测试,是筛检有无误吸的一种方法。

4.标准吞咽功能评估（SSA）

对患者进行如下检查：

■ 意识是否清楚,对言语刺激是否有反应。

■ 能否控制体位,维持头部位置。

■ 有无自主咳嗽能力。

■ 有无流涎。

■ 舌的活动范围。

■ 饮水后发声异常,如"湿"音等。

如患者在上述检查过程中出现任意一项异常,即终止检查,患者SSA筛查阳性,提示可能存在误吸;如上述检查项目无异常,则患者SSA筛查阴性,不存在误吸。

常用的辅助检查：

■ 吞咽造影检查(VFSS):被认为是吞咽障碍检查的"理想方法"和诊断的"金标准"。

■ 软管喉内镜吞咽功能评估(FEES)。

■ 表面肌电图(SEMG)。

四、 如何进行吞咽障碍的康复训练?

1.间接训练

间接训练从预防失用性功能低下、改善吞咽相关器官的运动及协调动作入手,为经口腔摄取营养做必要的功能性准备。

■ 口唇闭锁练习:可改善食物或水从口中漏出。让患者面对镜子独立进行紧闭口唇的练习。对无法主动紧闭口唇的患者,可予以帮助。当患者可以主动闭拢口唇后,可让患者口内衔以系线的大纽扣,治疗师牵拉系线,患者紧闭口唇进行对抗,尽量不使纽扣脱出。其他练习包括口唇突出与旁拉、嘴角上翘(作微笑状)、抗阻鼓腮等。

■ 下颌运动训练:可促进咀嚼功能。尽量张口,然后松弛,下颌向两侧运动练习。对张口困难患者,可对痉挛肌肉进行冷刺激或轻柔按摩,使咬肌放松;通过主动、被动运动让患者体会开合下颌的感觉(图3.14)。为强化咬肌肌力,可让患者进行臼齿咬紧压舌板的练习。

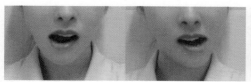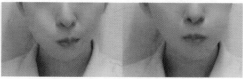

图3.14 下颌运动训练

■ 舌运动训练:可以促进对食物的控制及向咽部输送的能力。可让患者向前及两侧尽力伸舌,伸舌不充分时,可用纱布裹住舌尖轻轻牵拉,然后让患者用力缩舌,促进舌的前后运动;通过以舌尖舔吮口唇周围,练习舌的灵活性;用压舌板抵抗舌根部,练习舌根抬高等(图3.15)。

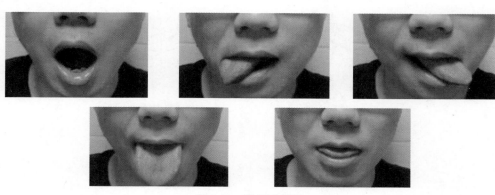

图3.15 舌运动训练

■ 冷刺激:冷刺激能有效地强化吞咽反射,反复训练,可促进吞咽有力。将冰冻棉棒蘸少许水,轻轻刺激软腭、腭弓、舌根及咽后壁,嘱患者做吞咽动作。如出现呕吐反射即应终止刺激;如患者流涎过多,可对患侧颈部唾液腺行冷刺激,3次/日,10分钟/次,至皮肤稍发红。

■ 构音训练:存在吞咽困难的患者常伴有构音障碍,构音训练可改善吞咽有关器官的功能。

■ 声带内收训练:通过声带内收训练,以达到屏气时声带闭锁,防止食物进入气管。具体方法是,患者深吸气,两手按住桌子或在胸前对掌,用力推压,闭唇、憋气5秒钟。

■ 咳嗽训练:吞咽困难患者由于肌力和体力下降、声带麻痹,咳嗽无力。强化咳嗽有利于排出吸入或误咽的食物,促进喉部闭锁。

■ 声门上吞咽训练:声门上吞咽又称"屏气吞咽",具体做法是由鼻腔深吸一口气,然后屏住气进行空吞咽,吞咽后立即咳嗽。屏住呼吸使声门闭锁、声门气压加大、吞咽时食物不易进入气管;吞咽后咳嗽可以清除滞留在咽喉部的食物残渣。

■ 促进吞咽反射训练:用手指上下摩擦甲状软骨至下颌下方的皮肤,可引起下颌的上下运动和舌部的前后运动,继而引发吞咽。此方法可用于口中含有食物却不能产生吞咽运动的患者。

2. 直接训练

直接训练的适应证:患者意识状态清醒、全身状态稳定、能产生吞咽反射、少量吸入或误咽能通过咳嗽咳出。

■ 体位:选择既有代偿作用又安全的体位。保持30°仰卧、颈部前倾的体位(图3.16)。该体位可利用重力使食物易于摄入和吞咽;颈部前倾可使颈前肌群放松,有利于吞咽。

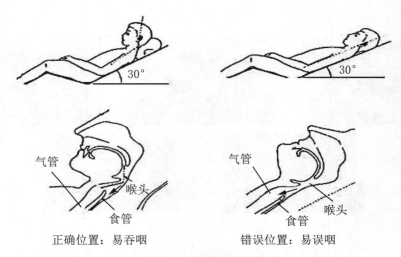

图3.16 吞咽体位训练

■ 食物选择:① 柔软、密度及性状均一;② 有适当的黏性、不易松散;③ 易于咀嚼,通过咽及食道时容易变形;④ 不易在黏膜上滞留。根据患者的具体情况及饮食习惯进行选择,兼顾食物的色、香、味等。

■ 一口量:为最适于患者吞咽的每次喂食量。一口量过多,食物易从口中漏出或引起咽部滞留,增加误咽的危险;一口量过少,则难以触发吞咽反射。应从小量(1~4 mL)开始,逐步增加,掌握合适的一口量。

■ 调整进食速度:指导患者以较常人缓慢的速度进食、咀嚼和吞咽。每餐进食的时间控制在45分钟左右。

■ 咽部滞留食物去除法:可训练患者通过以下方法去除滞留在咽部的食物残渣。

① 空吞咽:每次吞咽食物后,再反复做空吞咽动作,使食块全部咽下再进食。

② 交互吞咽:让患者交替吞咽固体食物和流食,或每次吞咽后饮少许水(1~2 mL),有利于激发吞咽反射,达到去除咽部滞留食物的目的。

③ 点头样吞咽:颈部后仰时会厌谷变窄,可挤出滞留食物,随后低头并做吞咽

动作,反复数次,可咽下滞留的食物。

④ 侧方吞咽:梨状隐窝是另一处吞咽后容易滞留食物的部位,通过颏部指向左、右侧的侧方位吞咽动作,可去除并咽下滞留于两侧梨状隐窝的食物。

3. 针灸、电针治疗电刺激

针灸、电针治疗电刺激可使咽喉部肌肉兴奋,防止其失用性萎缩,通过刺激受损部位的脑神经,使其活性增加,反复刺激兴奋大脑的高级运动中枢,能帮助恢复和重建正常的反射弧,促进新的中枢至咽喉运动传导通路形成。

4. 康复训练过程中注意事项

■ 防误吸:① 禁止吸管饮水,免误入气管;② 用杯子饮用白开水需加满,预防患者头向后仰饮水引起误吸;③ 进食前先嘱患者吸足气,吞咽前及吞咽时憋住气,可使声带闭合,吞咽后咳嗽一下,将肺中气体排出,以喷出残留在咽喉部的食物残渣。

■ 呛咳处理:发生呛咳时,患者应低头弯腰,身体前倾,下颌低向前胸,防止残渣进入气道。如食物残渣卡在喉部危及呼吸,患者应再次弯腰低头,康复师可在患者肩胛下间快速连续拍打使残渣移出。也可站在患者背后,手臂绕过胸廓下,双手指交叉,对横隔施加一个向上猛拉的力量,由此产生的一股气流经过会厌,排出阻塞物。

五、 喉切除术后如何调整饮食?

喉部和咽部为毗邻关系,喉癌患者因病不能由口进食食物、水和药物,为保证患者能摄入足够的蛋白质与热量及治疗用药,喉癌患者一般术后2周内都需要安置胃管,经胃管灌注食物,一般以高热量、高蛋白、高维生素且易消化的流质食物为宜。

1. 鼻饲前准备

进食前30min病室开窗通风,保持环境清洁,空气流通。鼻饲前帮患者吸痰,避免鼻饲后立即吸痰导致患者咳嗽造成食物反流,注意检查胃管的位置。

2. 鼻饲中护理

患者取坐位或坐卧位,流质温度38～42 ℃,可用前臂掌侧皮肤测试不烫为宜。过冷刺激胃肠道,引起患者腹泻,过热损伤患者胃黏膜。控制鼻饲速度,忌鼻饲过快造成压力过大,速度缓慢均匀可减少胃肠的刺激、减轻患者不适感及呕吐反流等症状。灌注的量可根据患者的年龄及消化情况增减次数,首次注入量不宜过多,以不超过150 mL为宜,如无不良反应后渐增,每日可鼻饲6～7次,每次注入的食物量,以患者有饱感为宜。鼻饲前后用少许温开水冲洗胃管,防止堵塞。

3. 鼻饲后护理

鼻饲后尽量不刺激患者,如搬动患者、吸痰等,易引起咳嗽和食物反流。密切观察患者有无腹胀、腹痛、腹泻、恶心、呕吐、反流、便秘现象。鼓励患者多下床活动。

2周后若患者恢复良好，可拔掉胃管恢复经口进食。部分喉切除术后患者喉部感觉下降或关闭不良，易引起食物误吸到气管导致呛咳，进食应先从软食、干食开始，逐渐过渡到喝水或喝汤。术后8~10天可指导患者有意识地进行吞咽动作练习。训练方法是嘱患者深吸气后屏住，然后进一小口食物，吞咽3次，最后做咳嗽清喉动作，将停留在声门处食物咳出，按此程序反复训练直到进食时不发生误吸。

第十九节　无喉患者发音训练

一、无喉患者语言康复训练方法

（一）手术发音（功能性气管食管造瘘术）

通过手术在气管后壁与食管前壁之间制作一瘘口，安装或不安装发音纽，气体经瘘口（或经该处的发音纽）至食管口咽口腔而发音（图3.17）。

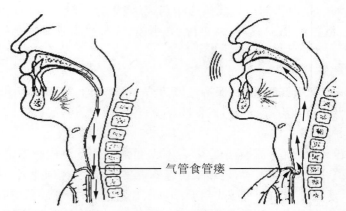

气管食管瘘

吞咽时，组织瓣盖住气管食管　　　按住瘘孔，气流经气管食管瘘
瘘道，防止食物或水进入气管　　　进入食管和咽腔而发音

图3.17　手术发音

具体方法：先对着镜子深吸一口气，以手指堵住气管套管口，发"啊""咿""呜"，

先练单字,从元音开始:[a]嘴巴张开,[i]呈微笑状,[u]呈嘟嘴状,根据不同的音节对镜子练口型,学习正确发音。发音正确后再逐渐过渡到词语和短句。也可以先数数,从1数到10。

优缺点:在气管和食管之间通过手术建立通道,用手堵住颈部造瘘口后,使得从肺中呼出的空气通过新建的气管——食管造瘘口进入食管,逆流入口腔,由构语及共鸣器官协同作用形成语言。术后说话一般不需要特殊训练,声音比较清晰,音质音量能够达到近似正常发音的程度。

(二)佩戴电子人工喉

电子人工喉是带有一个塑料振动膜的手握式半导体装置,用物理方法使口咽腔的气体发生振荡形成声音构成语言。具体锻炼方法:手持电子喉,将电子人工喉的振动头端放置于颈部下颌骨下方,膜片黏附于皮肤,用拇指控制开关。启动开关,发出元音字母"a",确定声音共鸣产生的效果,寻找颈部最佳的发音点。

用正常讲话的口型动作练习发声,切勿用口腔语或食管音方法讲话,否则两种方法冲突,无法发声。讲话时尽量张大口型,起到扩音作用,即"开口发声讲话"。电子人工喉开关的起、止与发声讲话的起、止必须同步。先从一个字过渡到两个字的词语,如"来,去,走,跑,中国,北京,上海"等,再逐步说短语、句子和日常会话。每天练习6~8次,每次10分钟。

优点:

(1)可长时间说话且发音清晰。

(2)操作简单,只要将电子喉放在颈部即可。

(3)适用范围广。

缺点:

(1)有金属音,没有人声自然。

(2)使用时需要用手握住电子喉。

(三)佩戴气动人工喉

气动人工喉是将气管造瘘口呼出的气流引出,冲击橡皮膜使之振动发音,这种声音从口腔传出即可构成语音。锻炼方法:使用时先将导音管从一侧嘴角边伸入口腔内舌面上,距舌尖约4 cm,再将罩杯罩住气管瘘口(注意勿漏气),然后呼出气流经进气管进入振动体使橡皮膜振动发出基音,声音经导音管导入口腔,通过共鸣及构语作用后形成语言。练习时可先发单元音,再发音节,然后构词,最后连贯成句子。每讲一句话停顿时,立即将罩杯稍稍提起,吸气后继续说话。

优点:接近人声,甚至可讲方言。

缺点:

(1)影响美观,语音单调不悦耳。

（2）在寒冷季节说话时会使导管内凝结口水，容易被吸入肺中。

（四）食管发音

利用食管储存一定量的空气，借助胸膜腔内压力，如同打嗝一样，将空气从食管内逼出，冲击食管上端或者咽部黏膜而发音。以下介绍一下食管发音的训练方法（注：食管发音需要进行专门的培训，请参加正规的培训班进行练习发音）。

食管训练过程大致可分为三个阶段：基本音形成阶段、食管音与语言配合阶段、食管音完成提高阶段。

1. 基本音形成阶段

■ 进气的训练：将气体吸入食管上段形成储气腔，主要有两种方法：吸气法和吞咽法。吸气法：半张嘴，向后上抬起软腭和悬雍垂阻断鼻腔气流，压低舌根，做扩胸运动，经口鼻吸气，形成食管内负压，空气经鼻口咽进入食管使其扩张存入气体。吞咽法：闭合口腔，舌尖顶住齿龈，提高舌背舌根贴向硬腭，沿软腭及咽腔向后做吸吮吞咽动作，增高口腔内压力，咽内缩闭合，将气体送入食管。

■ 排气的训练：食管储气完成后食管内为正压，做假呼气动作，使胸廓肌、腹肌及膈肌收缩，张口软腭悬雍垂及舌根复位，使食管内气体逼出，自下而上冲击食管入口处黏膜（即新声门），使其振动发音，即打嗝音。

2. 食管音与语言的配合阶段

利用已发出的食管基本音与共鸣腔及构语器官协调配合，练习发元音、数字及单字。要把打嗝的声音与口形配合起来，即张嘴讲话，首先练习发元音，元音的质量决定食管音的质量。

3. 食管音完成提高阶段

继续练习单音词、复合词，并配合生活用语反复练习，掌握食管发音的要领，表达简单意愿，达到语言交流自如的水平需半年以上的练习。新声门位置越低，声音越低沉，试着将新声门的位置提高到喉的水平，用手指进行新声门位置探测，对不同位置振源的声音监听分辨，找出新声门的最佳位置，并加强基本功训练，尽可能地提高声音强度。增加每次的进气量，有足够的空气动力，才能使声音响亮，并使讲话连贯，连续讲话时要养成适当断句的能力，在句间吸足空气，以便继续说下一句话，说话时保持精神振奋，有利于音调的提高。充分利用鼻咽口腔等共鸣腔，扩大音域使声音浑厚悦耳。

优点：全喉切除后，食管音被认为是最便利和人性化的发声方式。食管音不用辅助工具，容易掌握，接近正常喉发出的声音，20～40岁的患者，成功率为100％；40～60岁的患者，成功率为93％。

缺点：使用食管音语听起来音调高低差别较小，爆破音较重。

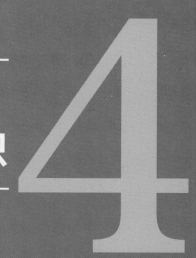

第四章
头颈外科科普知识

第一节　食　管　异　物

一、食管有何解剖特点？异物最常嵌顿在食管的哪个部位？

食管是消化道最狭窄的部分,食管全长存在四个生理狭窄:第1狭窄是食管入口处,第2狭窄相当于第4胸椎水平,为主动脉弓压迫食管左侧壁所致,第3个狭窄相当于第5胸椎水平,为左主支气管压迫食管前壁所致,第4狭窄相当于第10胸椎水平,为食管穿过横膈所致。其中异物最常嵌顿于食管入口处,其次为食管中段第2狭窄处,发生于下段者较少见。

二、哪些人容易发生食管异物？

（1）老年人:老年人因咀嚼功能变差,口内感觉欠灵敏,食管入口较松弛,易发生牙齿或假牙脱落、较大食物等被误咽下。

（2）儿童:儿童因口含笔帽、玩具等引起误吞。

（3）食管本身有病变者:如食管癌或食管狭窄者易致食物嵌顿于食管内。

（4）其他：进食时嬉闹及进食不当者，全麻、神志不清、精神异常、自杀倾向者等。

三、 发生食管异物时有何症状表现？

常与异物的性质、大小、形状以及停留的部位和时间以及有无继发感染等有关。

（1）吞咽困难：异物嵌顿于环后隙及食管入口时，吞咽困难明显。轻者可进食半流质或流质，重者可能饮水也感到困难。小儿患者常伴有流涎症状。

（2）吞咽疼痛：异物较小或较圆钝时，吞咽疼痛不明显或仅有梗阻感。尖锐的异物或继发感染时疼痛多较重。异物位于食管上段，疼痛部位多在颈根部或胸骨上窝处；异物位于食管中段时，常表现有胸骨后疼痛并可放射到背部。

（3）呼吸道症状：异物较大向前压迫气管后壁，或异物位置较高、部分未进入食管而压迫喉部时，可出现呼吸困难，尤其在幼小儿童中症状表现明显，甚至有窒息致死的可能，应及时处理，保持呼吸道通畅。

四、 怀疑发生食管异物时需做哪些检查？

1. 间接喉镜检查
异物于食管上段，尤其是有吞咽困难的患者，有时可见梨状窝积液。
2. 影像学检查
X线可显影的异物，可通过颈、胸部正侧位X线摄片予以定位；不显影的异物，应行食管钡剂透视检查，骨刺类细小的异物需吞服少许钡棉，以确定异物是否存在及所在部位。疑有并发症或为明确异物与颈部大血管等重要结构的关系等，可行CT扫描检查。
3. 食管镜检查
对有明确异物史并有吞咽困难或吞咽疼痛等症状，但X线及CT扫描检查不能确诊，药物治疗症状改善不明显的患者，应考虑行食管镜（或电子胃镜）检查，以明确诊断，及时治疗，如发现异物可及时取出。

五、 醋能溶解嵌顿在食管内的小骨刺吗？

食用醋的醋酸浓度很低，且喝醋时醋与鱼刺接触的时间很短，并不能确切达到软化、溶解鱼刺的目的。

六、 可用吞馒头、饭团咽下嵌顿在食管内的小异物吗?

发生食道被异物堵塞时,切忌强行用吞咽馒头、饭团等方法企图将异物推下,以免加重食道壁损伤,增加取出难度,甚至导致严重并发症。

七、 发生食管异物后患者和家属该怎样做?

怀疑发生食管异物时,应暂停进食水,避免用力咳咯,尽早到医院就诊,在等待就诊期间保持情绪稳定,不要过度紧张。

八、 发生食管异物后未及时就诊取出会导致怎样的后果?

1. 食管穿孔或损伤性食管炎

对于尖锐而硬的异物,可随吞咽活动刺破食管壁而致食管穿孔;对于粗糙及嵌顿的异物,除直接损伤食管黏膜外,潴留的食物及唾液有利于细菌的生长繁殖,使食管壁发生水肿、感染、溃疡、坏死等。

2. 颈部皮下气肿或纵隔气肿

食管穿孔后,咽下的空气经穿孔外溢,潜入颈部皮下组织或纵隔内形成气肿。

3. 食管周围炎及颈间隙感染或纵隔炎

损伤性食管感染可向深部扩散,引起食管周围炎,重者形成食管周围脓肿。穿孔位于颈部时,感染可沿颈筋膜间隙扩散形成咽后或咽侧脓肿。胸段食管穿孔,可发生纵隔炎,形成纵隔脓肿。严重时伴有发热等全身症状。

4. 大血管破溃

食管中段尖锐的异物可直接刺破食管壁及主动脉弓或锁骨下动脉等大血管,引起致命性出血。感染也可累及血管,致其破裂出血。主要表现为大量呕血或便血。一旦发生,治疗困难,死亡率高,应积极抢救。

5. 气管食管瘘

异物嵌顿压迫食管前壁致管壁坏死,再累及气管、支气管时,形成气管食管瘘,可导致肺部反复感染。

九、 食管异物的取出方式有哪些?

1. 经硬食管镜取异物

这是最常用的方法,根据异物的大小、形状、部位、患者的年龄,选择大小适当的食管镜及适合的异物钳。一般应采用全身麻醉,估计异物较容易取时,成人可采用黏膜表面麻醉。食管镜插入窥见异物后,要查清异物与食管壁的关系。如遇尖锐异物刺入食管壁,应选择合适位置钳夹住异物,使其钩刺退出管壁,再将异物长轴转至与食管纵轴平行后,将异物与硬食道镜一起同步退行,取出异物。巨大异物如义齿,特别是带钩义齿,如嵌顿不易钳取时,不应强行拉取,以免发生动脉破裂等致命性并发症,必要时,应行颈侧切开或开胸手术取出异物。有时可直接喉镜代替食管镜夹取位于食管入口的异物,由于直接喉镜较粗短,容易抬起环状软骨而暴露食管入口,便于异物取出。对于小儿,需注意不要过度抬高环状软骨,以免引起呼吸困难。

2. 经纤维食管镜或电子食管镜取异物

较小而细长的异物可采用,成人可在黏膜表面麻醉下进行。对于一些锐利的异物可采用囊袋或支架包绕方式将其取出,避免对食管壁造成损伤。

3. Foley管法

利用前端带有隐形气囊的体腔引流管,插入未被异物完全阻塞的食管内,隐形气囊越过异物后,向气囊内注入空气,使其扩张,气囊充满食管腔,向上退出时将异物带出。但仅适用于外形规则、表面平滑的异物。

4. 颈侧切开或开胸术取异物

对于巨大并嵌顿甚紧或带有金属钩等的异物,用以上方法难以取出时,可考虑应用此手术方法。

十、 食管异物取出后多长时间能经口进食?

异物光滑、无明显食管黏膜损伤者,全麻清醒6小时后可试经口进清淡、易消化流质或半流质饮食;有食管黏膜损伤或食管穿孔者,需留置胃管给予鼻饲饮食,待行食管碘油造影检查确认损伤恢复后方可经口进软食。

十一、 日常生活中如何有效预防食管异物的发生?

(1) 养成良好的用餐习惯,进食不宜过于匆忙,进食时细嚼慢咽,勿高声谈笑、嬉戏打闹;勿将带刺的或碎骨的鱼汤、鸡汤等与面、米混煮;吃带有骨刺类食物时,不要饭菜混吃,要仔细咀嚼将骨刺吐出,以防误咽。若误吞异物,应及时到医院就诊,切忌企图用韭菜、饭团、馒头等将异物强行咽下。

(2) 纠正儿童将硬币及玩具等放入口内玩耍的不良习惯,发现后及时让其自行吐出,勿强行用手挖取。

(3) 老年人戴有义齿时,进食要当心,避免食用黏性强的食物,义齿松动或有损坏时应及时修整,睡眠前取下。全麻或昏迷的患者,如有义齿,应及时取下。

十二、食管异物取出术后多久可以出院？

行食管异物取出术后的患者可经口进食方可出院，具体时间需根据术中所见食管壁损伤程度及术后有无并发症等而定。光滑异物、无食管黏膜损伤者异物取出术后，观察1天无不适即可出院；损伤的食管黏膜一般情况下需2周左右基本愈合，待愈合后方可试进食，对于食管损伤严重或迁延不愈者食管黏膜的愈合时间将大大延长。

第二节　小儿气管异物

一、小儿发生气管异物的原因有哪些？

(1) 年幼儿牙齿发育不全，不能将硬食物(如花生、豆类、瓜子等)嚼碎，喉的保护性反射功能又不健全，当进食此类食物时，若嬉笑、哭闹、跌倒易将食物吸入气道，这是气管、支气管异物最常见原因。

(2) 儿童口含玩物(塑料笔帽、小橡皮盖等)玩耍，突然说话、哭笑、不慎跌倒可将异物吸入气管、支气管。用力吸食滑润的食物(果冻、海螺)也可落入气道。

(3) 全麻或昏迷患者吞咽功能不全，如护理不当，容易误将异物吸入气管。

(4) 鼻腔异物钳取不当，咽、喉滴药时注射针头脱落，也可落入气道。

二、小儿发生气管异物常见的异物种类有哪些？

表面光滑、体小质轻的物体易被吸入呼吸道，常见的异物有：

(1) 植物类：如花生、瓜子、豆类等，约占呼吸道异物总数的80%。

(2) 金属类：如大头针、圆钉、小钢球等。

(3) 化学类：如塑料笔帽、义齿等。

(4) 动物类：如鱼刺、骨片等。

三、异物容易停留在气管的哪个部位？

异物停留的部位与异物的性质、形状及气管、支气管解剖特点等有关。尖锐不规则的异物易嵌顿于声门下区；较大而润滑的异物，如大的花生米、大的西瓜子，常在气管内随呼吸上、下活动;较细小的异物易落于两侧支气管,由于右侧主支气管与气管纵轴间形成的角度较小,且管腔粗短,故异物易落入右侧(图4.1)。但左侧支气管异物堵塞也不少见,因异物虽开始落入右侧支气管,但又被咳回气管内,此时右侧支气管由于异物进入后,黏膜肿胀、分泌物潴留影响呼吸气流,吸气时气流小于左侧,异物再落入左侧。但多数统计右侧发病率高于左侧。

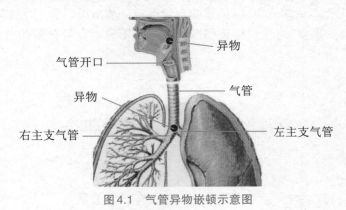

气管开口

异物

气管

异物

右主支气管

左主支气管

图4.1　气管异物嵌顿示意图

四、 小儿发生气管异物时有何症状表现?

(一)小儿发生气管异物的临床表现

可分为四期:

(1)异物吸入期:异物经过声门进入气管、支气管时立即引起剧烈呛咳,有时同时出现短暂憋气和面色青紫,随之症状可缓解。如异物嵌顿于声门,则可出现声嘶及呼吸困难,严重者会发生窒息。

(2)安静期:异物停留在气管或支气管内,一段时间可无症状或仅有轻微咳嗽及喘鸣,特别是异物较小停留在小支气管内时,可无任何症状,但活动异物可导致阵发性咳嗽。

(3)刺激与炎症期:异物刺激局部黏膜产生炎症反应,还可合并细菌感染,加重了气管、支气管的堵塞,可出现咳嗽、肺不张和肺气肿的表现。

(4)并发症期:异物所导致的阻塞性通气障碍及缺氧,可引起肺循环阻力增加,心脏负担加重而并发心力衰竭,表现为呼吸困难加重、烦躁不安、面色苍白或发绀,心率加快,肝增大等。此外,可引起肺不张、肺气肿等,阻塞性肺气肿明显或剧烈咳嗽时,可使细支气管或肺浅表组织破裂、发生气胸、纵隔或皮下气肿。

（二）异物停留在气管或支气管内表现的症状及其特点

1. 气管异物

异物经喉进入气管,刺激黏膜立即引起剧烈呛咳及反射性喉痉挛而出现憋气、面色青紫等。异物较小进入气管后,若贴附于气管壁,症状可暂时缓解;若异物较轻而光滑,如西瓜子等则常随呼吸气流在气管内上下活动,引起阵发性咳嗽,当异物被气流冲向声门下时产生拍击声,在咳嗽及呼气末期可闻及,用听诊器在颈部气管前可听到异物撞击声,手置于此处可触到撞击感。当异物阻塞部分气管腔时,气流通过变窄的气道可产生喘鸣音。

2. 支气管异物

早期症状与气管异物相似。异物进入支气管后,停留在支气管内,刺激减少,咳嗽减轻。但若为植物类异物,脂酸刺激引起支气管黏膜炎症,可引起咳嗽、痰多、喘鸣及发热等全身症状。如一侧支气管异物,多无明显呼吸困难。双侧支气管异物时,可出现呼吸困难。并发肺气肿、肺不张时,肺部听诊患侧呼吸音减低或消失,肺炎则可闻及湿啰音。

五、 怎样确诊小儿气管异物?

金属类不透光异物多可通过影像学检查明确诊断,但对于植物类异物来说,无论 X 线还是 CT 影像学检查仅为参考性指标,不能证实其是否存在,只有支气管镜检查可明确诊断,支气管镜检查为气管异物确诊的金标准,并同时可取出异物。

六、 小儿气管异物有何危害?

小儿气管异物是耳鼻咽喉头颈外科常见的临床急诊之一,早期异物嵌顿声门可引起窒息,长期存留可引起心、肺衰竭等危及患儿生命的严重并发症。支气管阻塞性异物如笔帽、螺丝钉等所致的较长时间肺不张、炎症数月甚至半年以上,取出异物后可遗留支气管扩张或同时有肺组织纤维化病变。

七、 小儿发生气管异物后害怕哭闹怎么办?

避免刺激患儿,做好患儿安抚,妈妈或照顾者抱着患儿在病房走一走,哼唱患儿喜欢或熟悉的歌曲,也可通过患儿感兴趣的事物,如看手机视频、听故事等,来分散患儿注意力,减少哭闹,保持情绪稳定,减少耗氧量,同时严密观察患儿呼吸情况。

八、 小儿气管异物如何取出?

1. 经直接喉镜异物取出术

适用于嵌顿于喉前庭、声门区或声门下区、总气管内活动的异物。用直接喉镜挑起会厌,暴露声门,将鳄口式喉异物钳的钳口闭合,开口横径与声门裂方向一致呈平行状,置于声门上,待吸气声门开放时,伸入声门下区,先尝试钳口上下张开,等待异物的冲击感;若不成功,再将异物钳扭转90°,使钳口左右张开,待呼气或咳嗽时,异物随气流上冲的瞬间,夹住异物并取出。对于瓜子等较扁平的异物,出声门时应将夹有异物的钳口转位,使异物的最大横径与声门裂平行,以防异物通过狭窄的声门时受阻挡而脱落。

2. 经支气管镜异物取出术

绝大多数气管、支气管异物需经支气管镜取出,应在全身麻醉下进行。小儿一般经直达喉镜插入。支气管镜进入气管、支气管检查发现异物后,用合适的异物钳夹住,后退经声门取出。对较大而硬且难以通过声门的异物,可行气管切开,自气管切开口处取出。可视气管镜有放大作用,并可连接监视器不仅可从银幕上观看到异物,还可看到异物停留的位置并准确钳夹到异物将其取出。

3. 纤维支气管镜或电子支气管镜异物取出术

对于小的且位于支气管深部的异物,可经纤维支气管镜或电子支气管镜钳取。

4. 开胸异物取出术

支气管镜下确实难以取出的较大并嵌顿的异物,及异物长期滞留已引起支气管扩张、肺脓肿等严重并发症者,必要时需行开胸术取出。

九、 小儿气管异物时如何实施海姆立克急救?

施救者取坐位,前臂放于大腿上,将患儿俯卧于前臂上,头部朝下,施救者用手支撑患儿头部及颈部,用另一只手掌根在患儿背部,两肩胛骨之间叩击5次,注意保护患儿颈部,观察异物有无咳出;如异物未咳出,小心将患儿翻转,面朝上,仰卧于施救者前臂上,在患儿剑突下用力冲击5次,注意观察异物有无咳出;不能看到异物,继续重复以上动作,直至异物咳出(图4.2)。对于意识丧失者应立即实施心肺复苏术,寻求专业医疗救助。

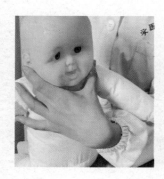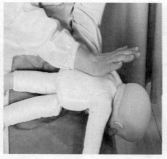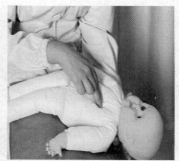

图4.2　小儿海姆立克急救法

十、如何预防小儿气管异物?

（1）避免给2岁以下小儿吃整个的花生、瓜子、豆类食物。

（2）进食时不要嬉笑、哭闹、打骂,以免深吸气时将异物误吸入气道。

（3）教育儿童不要口含物品玩耍,如已发现,应婉言劝说,使其吐出,不能用手指强行掏取,以免引起哭闹吸入气道。能入口的小物件和零食不要放置在小孩能拿取到的地方。

（4）加强对昏迷及全麻患儿的护理,防止呕吐物吸入下呼吸道;施行上呼吸道手术时应注意检查器械,防止松脱;切除的组织,应以钳夹持,勿使其滑落而成为气管异物。

第三节　成人气管异物

一、成人发生气管异物的原因有哪些?

（1）全麻、昏迷、酒醉等状态,由于吞咽功能不全,咽反射减弱,易将口咽部异物如义齿等误吸入呼吸道。

（2）由于职业工作习惯,喜将针、钉及扣等含于口中,遇有外来刺激或突然说话时可不慎发生误吸。

（3）部分口咽异物在诊治过程中可发生异物位置的突然变动,而误吸入下呼吸道。

（4）气管、支气管手术中,器械装置不稳,或切除的组织突然滑落入气道内。

（5）精神病患者或企图自杀者有意吞咽异物。

二、 如何预防成人气管异物？

（1）在工作中勿将铁钉等物品含在口内。

（2）重视全身麻醉、醉酒状态及昏迷患者的护理，将其头偏向一侧，以防呕吐物吸入下呼吸道，活动性义齿应及时取出。

（3）施行上呼吸道手术时应注意检查器械，防止松脱；切除的组织应以钳夹持，勿使其滑落而成为气管异物。

三、 成人发生气管异物如何进行他救？

（1）急救者站在患者背后，以前腿弓、后腿蹬的姿势站稳；患者身体略前倾，急救者将双臂分别从患者两腋下前伸并环抱患者。

（2）急救者一手握拳，将拳的拇指一侧顶住患者腹部，位于剑突与脐的腹中线部位。

（3）急救者用另一手抓住该拳头快速向上重击压迫患者的腹部，迫使其上腹部下陷，由于腹部下陷，腹腔内容物上移，迫使膈肌上升而挤压肺及支气管，这样每次冲击可以为气道提供一定的气流量，从而将异物从气管内冲出。

（4）施压完毕后立即放松手臂，然后再重复操作，直至异物被排出（图4.3）。

对于意识丧失者应立即实施心肺复苏术，寻求专业医疗救治。

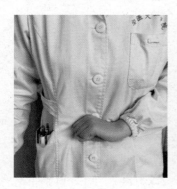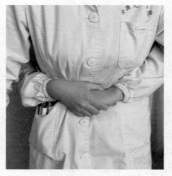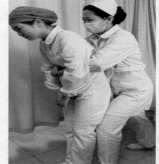

图4.3　成人海姆立克他救法

四、 成人发生气管异物如何进行自救？

一手握拳，用拳头拇指侧顶住腹部剑突与脐的腹中线部位，另一手紧握该拳，快速用力向上、向内冲击腹部。如果不成功，弯腰前倾，将上腹部倾压于一固定的物体上（如桌椅背、护栏等），用力冲击上腹部，重复动作，直至异物排出（图4.4）。

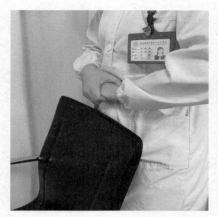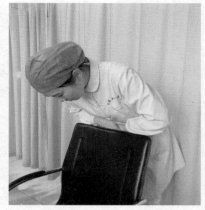

图4.4　成人海姆立克自救法

第四节　腮腺肿瘤

一、腮腺的位置在哪？有什么功能？

腮腺是人体最大的一对涎腺（也称唾液腺），位于面颊两侧近耳垂处，分浅、深两叶。唾液腺最主要的功能是产生和分泌唾液，其中水分可湿润口腔，使舌表面上的味蕾有味觉作用。唾液中含有消化酶，把淀粉分解为麦芽糖，有助于消化食物等。

二、什么是腮腺肿瘤？

腮腺肿瘤是涎腺肿瘤的一种，可能与接触放射性物质、病毒感染、接触有毒化学物品等因素有关，绝大多数患者无意中发现耳垂前下或后下方存在无痛性肿块。

三、腮腺肿瘤是良性的还是恶性的？

腮腺肿瘤中，80％为良性肿瘤，良性肿瘤生长缓慢，最常见的腮腺良性肿瘤为混合瘤，其次为腺淋巴瘤，但混合瘤有5％～10％的恶变可能。腮腺恶性肿瘤较少见，以黏液表皮样癌居首位，其次为腺样囊性癌，恶性肿瘤生长较快，当原本生长缓慢或无明显生长的肿瘤突然生长加快时，要考虑良性肿瘤癌变的可能。

四、腮腺肿瘤如何治疗?

腮腺良性肿瘤外科治疗的原则是采用手术治疗,保护面神经的基础上,彻底切除整块肿瘤。腮腺恶性肿瘤术前已有面神经麻痹者应将受累的面神经连同肿瘤一并切除,且术后需行放化疗。

五、腮腺手术后对饮食有何要求?

(1) 进餐前酌情服用抑制唾液分泌的药物。

(2) 术后禁食酸性及辛辣刺激性食物,以减少唾液分泌,有利于伤口愈合。

(3) 多饮水,进食清淡、易消化富含维生素、高热量、高蛋白的温凉流质或半流质食物,如豆奶、肉汤、牛奶、稀饭等,尽量减少咀嚼,少食多餐;多饮水;进食后用漱口液漱口。

(4) 将食物放在口腔健侧有利于吞咽。

(5) 面瘫患者嘱勿进食过烫食物,以免烫伤。

六、腮腺手术后如何保持口腔卫生?

每次进食后均用淡盐水或漱口液漱口,以清除口腔内分泌物和食物残渣,张口困难者用注射器抽取生理盐水冲洗口腔,保持口腔清洁,预防口腔感染。

七、腮腺手术后伤口如何管理?

伤口敷料加压包扎松紧度适宜,正确适度的局部加压包扎可促进残余腺体萎缩,减少涎瘘的发生;包扎期间注意观察伤口出血、渗血情况及确保引流管的有效负压引流,如敷料有污染及时更换;严密观察患者面部血供和循环是否正常。一般术后7天拆线、14天拆除加压包扎物。

八、腮腺手术后可能出现的并发症有哪些?需注意哪些问题?

1. 涎腺瘘

伤口负压引流管有大量清亮的液体引出时提示发生涎瘘。由于术中残留腺体结扎不彻底、术后加压不当、引流不畅,使涎腺分泌物进入组织内,蛋白酶引起自身组织消化,则发生涎瘘。发生涎瘘后需保持伤口干燥,用弹力绷带加压包扎,使残余腺体萎缩降低分泌功能。患者清淡饮食,忌酸辣刺激性食物;涎瘘长期不愈合者可行放疗,使残余腺体萎缩。

2. 面瘫、面神经麻痹

临床表现为口角歪斜、鼻唇沟变浅、眼睑闭合不全,重者出现面神经麻痹、瘫痪。其间可口服B族维生素、甲钴胺等营养神经药物,也可用针灸、理疗、热敷等促进神经功能恢复。出现眼睑闭合不全需注意休息,避免用眼过度,可涂金霉素眼膏,覆盖凡士林纱布。

3. 味觉出汗综合征

由于被切断的耳颞神经和原支配腮腺分泌功能的副交感神经纤维再生时,与被切断的原支配汗腺和皮下血管的交感神经末梢发生错位连接愈合,因而当咀嚼和味觉刺激时引起副交感神经兴奋,引起面部潮红和出汗。应正确指导患者饮食,减少刺激性食物对患者的刺激。

九、 腮腺手术后并发症可以有效预防吗?

手术医生熟悉面神经解剖生理特点,术中操作时注意保护则可避免损伤面神经,可预防面瘫的发生;手术中注意尽量保留腮腺嚼肌筋膜,可减少味觉出汗综合征的发生;手术时将腮腺的截面修整、缝合,术后予以局部压迫1~2周,可以减少涎腺瘘的发生。

第五节　甲状腺结节

一、 什么是甲状腺结节?

甲状腺结节是出现在是甲状腺内部异常增生的细胞团块,是很多甲状腺疾病共有的一种临床表现,多由于内分泌激素紊乱所致,女性多见,另外还与饮食结构有关,部分人群长期食用富含碘类食物,也易引起甲状腺疾病,症状为颈部正中肿块,随吞咽活动,部分患者还有声音嘶哑和吞咽困难、呼吸困难。

二、 导致甲状腺结节的原因有哪些?

甲状腺结节的病因目前尚不完全明确,可能与缺碘、促甲状腺激素分泌过多、家族基因遗传、自身抗体等因素有关。

1. 主要病因

（1）缺碘：缺碘时间较长时，病变发展，扩张的滤泡便聚集成多个大小不等的结节，形成结节性甲状腺肿。

（2）促甲状腺激素分泌过多：促甲状腺激素分泌过多时，可引起甲状腺细胞过度增生，形成局限性的结节。

（3）自身抗体：TGAb、TPOAb滴度与甲状腺结节发生具有相关性，这些抗体通过参与辅助T淋巴细胞的活化，激活补体和抗体依赖性细胞介导的细胞毒性作用，导致甲状腺细胞破坏。

（4）遗传因素：甲状腺结节和各类甲状腺癌的发生可能与某些癌基因、抑癌基因的突变、激活、抑制、缺失等有关。目前，已知多种候选基因参与了甲状腺结节尤其是甲状腺肿瘤的发病，如促甲状腺激素（TSH）受体（TSHR），gsp、ras、ret，营养神经的酪氨酸激酶受体（NTRK）等。

（5）先天性甲状腺素合成障碍：甲状腺素合成过程中某些关键酶的基因突变导致的异常，如碘转运障碍、碘化酪氨酸偶联障碍、脱碘酶缺乏等，可出现甲状腺素合成障碍，甲状腺激素不足，反馈刺激垂体促甲状腺激素（TSH）分泌增多，导致甲状腺肿大，长期病程后可伴有甲状腺结节。

（6）环境因素：特异性环境因素（如碘缺乏）可引起甲状腺肿大，同时还会影响甲状腺结节的基因型和表型，对于促进甲状腺癌的发生发挥至关重要的作用。

2. 诱发因素

（1）接触放射性物质：工作环境中存在放射性物质或颈部接受过X线照射者，容易发生甲状腺结节。

（2）肥胖：过度肥胖者，其机体内分泌功能可发生一定程度的紊乱，易诱发甲状腺结节的发生。

（3）过度劳累：过度疲劳时，机体对外界环境的抵抗力下降，可受到病原体的侵袭，诱发甲状腺结节。

（4）性别因素：男性的甲状腺体积大于女性，而女性甲状腺肿和甲状腺结节的患病率显著高于男性，也就是说，当存在碘缺乏等危险因素时女性更易于发生甲状腺肿和甲状腺结节。

（5）年龄因素：甲状腺结节的患病率随年龄增长而不断增高，其中单发结节的患病率在不同年龄组间无显著差异，而多发结节的患病率随年龄增长不断增高。

三、 患有甲状腺结节有何症状表现？

甲状腺结节分为良性结节和恶性结节，早期无明显症状，多数在无意间或体检时发现颈部肿块。结节的表现形式多样化，数目可为单发或多发，质地可为实性、囊实性或囊性。重度肿大的甲状腺结节可引起压迫症状，出现咳嗽、气促、吞咽困难或声音嘶哑等。胸骨后甲状腺结节可使头部、颈部和上肢静脉回流受阻。恶性甲状腺结节可侵犯周围组织,亦可发生远处脏器转移。

四、甲状腺结节超声报告分类如何解读?

目前超声报告的结节风险评级主要依据2017年美国放射协会(American college of radiology,ACR)发表的"甲状腺影像与报告数据系统"(TI-RADS),根据结节成分、回声、形态、边缘、强回声五项超声特征分为六级:1级是腺体正常或出现弥漫性增生,无结节,回声均匀;2级无恶性可能性,以囊性为主,结节边界清晰;3级良性可能性大,多为实性结节,内部回声几乎均匀,存在高/等回声,粗大或弧形钙化显或不显,恶变概率<5%;4级疑似恶性,4a级恶变风险是5%~10%,4b级恶变风险是10%~50%,4c级恶变风险是50%~90%;5级疑为恶性可能性极大,恶变风险>90%;6级:经手术病理诊断为恶性结节。

五、超声报告甲状腺结节都需要治疗吗?

3级及以下,推荐超声长期随访,有压迫症状等较大结节可根据情况选择超声引导下甲状腺热消融术或外科手术,4级的结节需医生综合评估后安排进行甲状腺细针穿刺或者直接手术,经穿刺证实为良性者仍定期随访,恶性者手术治疗,5级推荐尽早进行手术,术后根据病理结果及分期决定行TSH抑制治疗或放射性碘-131治疗。此外,如果超声报告出现弥漫性改变或不均质改变的描述,这种情况提示可能存在桥本氏甲状腺炎或甲状腺功能亢进等情况,需要结合实验室检查(如甲状腺功能七项),根据检查结果对症治疗即可。检查出的甲状腺结节约95%都是良性,仅有5%有恶变倾向。即便是恶性,大多呈惰性,也不必太过忧虑,积极配合治疗和检查。

六、甲状腺结节患者进食碘有何要求?

假如是良性结节,饮食上没有特殊要求;假如合并了桥本氏甲状腺炎,推荐吃无碘盐,另外日常限制海带、紫菜、虾贝等含碘量高的食物摄入;假如合并甲亢或碘-131治疗前,只能吃无碘盐,另外不能摄入海带、紫菜、虾贝等含碘量高的食物。

七、什么情况下需行甲状腺穿刺活检?

4级结节经医生综合评估后怀疑为恶性结节者需行甲状腺穿刺活检。

八、甲状腺结节穿刺活检会导致肿瘤扩散吗？

甲状腺细针穿刺活检采取抽吸取材的方法（针筒及针芯均保持负压状态），吸取的组织位于针芯中，不会漏出污染其他组织，所以肿瘤扩散可能性不大。

九、良性甲状腺结节会变成恶性吗？

良性甲状腺结节有可能变成恶性，但是这种转变的概率较低，具有以下癌变高风险因素的人群一定要重视定期复查：青少年时期头颈部放射史，甲状腺癌家族史；年龄小于14岁或者大于70岁；男性；短时间内结节明显变大者。

十、甲状腺结节在哪些情况下需行手术治疗？

（1）有周围器官受压症状者，如气管、食管、喉返神经等。
（2）胸骨后甲状腺肿者。
（3）可疑癌变者，分化好的乳头状腺癌及滤泡状腺癌并无特殊体征，仅凭体检及影像学检查不能完全确定肿瘤性质，只能靠病理确诊。
（4）巨大甲状腺肿影响美观和工作生活者。

十一、恶性甲状腺结节的治疗方法有哪些？

1. 手术治疗
包括甲状腺切除以及颈淋巴结清扫。
■ 甲状腺切除：肿瘤是否完全切除是一项独立预后因素，研究显示甲状腺近全切除或全切除术后复发率较低。低危组病例腺叶切除后30年复发率为14％，而全切除术仅为4％。高危组患者，腺叶切除后局部复发率为26％，双侧全切除后局部复发率为10％。甲状腺全切除术虽然可以显著降低局部复发率，但术后近期或长期并发症增加，如喉返神经损伤，严重的甲状旁腺功能减退等。因此应该根据低危、高危分组选择治疗方法。对低危组患者采取腺叶及峡部切除，若切缘无肿瘤，即可达到治疗目的。对高危组患者采取患侧腺叶、对侧近全切除或全切除为宜。
■ 颈淋巴结清扫：甲状腺癌一般沿淋巴引流路径逐站转移，首先至气管旁淋巴结（Ⅵ区），随后转移至颈静脉链淋巴结（Ⅱ～Ⅳ区）和颈后区淋巴结（Ⅴ区），或沿气管旁向下至上纵隔，因此Ⅵ区是甲状腺癌中最常见的转移部位，"跳跃性转移"（即中央区无淋巴转移，颈部其他区域转移）不多见。术前准确评估甲状腺癌患者患侧区淋巴结状况非常重要,直接决定患者治疗方案的选择和预后判断。术前应进行颈部触诊、超声、CT、磁共振(MR)等检查,以了解颈淋巴结的部位、大小、数目、位置以及是否有包膜外侵犯征象等,必要时可进行细针穿刺明确病理。对于低危组患者的微小癌,若术前影像学及手术探查未见明显肿大淋巴结,可不做颈淋巴结清扫。对于年龄>45岁的DTC、直径>4 cm、存在包膜外侵犯或已证实存在中央区淋巴结转移者,应行中央区颈淋巴结清扫。若病期较晚,肿瘤侵犯颈内静脉、胸锁乳突肌、副神经等,则应做根治性或改良性颈淋巴结清扫术。

2. 内分泌治疗

甲状腺次全切或全切术者需终身服用甲状腺素片,以预防甲状腺功能减退及抑制 TSH。乳头状癌和滤泡状癌细胞均有 TSH 受体,TSH 通过其受体能促进甲状腺癌细胞生长。甲状腺素片的剂量和疗程,尚无随机临床试验结果作为依据。一般剂量掌握在保持 TSH 低水平(高危组<0.1mU/L,低危组0.1~0.5 mU/L),但以不引起甲亢为原则。定期检测甲状腺功能,根据甲状腺功能调节甲状腺素用量。

3. 放射性碘-131治疗

远处转移者及复发高危分层者强烈推荐,复发中危分层者酌情处理,复发低危分层者不建议使用该治疗方法。

4. 外照射治疗

主要用于未分化型甲状腺癌及其他分化类型无法全部手术切除且碘-131治疗无法控制。

十二、 甲状腺结节实施腔镜手术有何优缺点?

实施腔镜下甲状腺手术具有术野清晰、操作精细、创伤小及颈部无瘢痕等优点。但其也存在手术费用较传统手术高、手术野有一定的限制、手术时长较传统手术长等缺点。

十三、 甲状腺术前如何进行颈部过伸位体位训练?

患者从入院当天开始进行体位训练,每次训练均在饭后2小时开始,2次/日。患者取仰卧位,将20 cm厚的枕头垫在肩下与肩平齐,头后仰,使颈部处于过伸体位,下颌、气管、胸骨尽可能处于同一水平线,训练时长以患者可耐受最大限度为宜,每次训练完给予颈部按摩缓解不适,通过训练逐步使患者耐受时间延长到手术所需的2~3小时,便于患者对术中体位的耐受。

十四、 甲状腺手术后出现手足麻木是怎么回事？

甲状腺手术后出现手足麻木是手术中损伤、挫伤或误切甲状旁腺引起低钙血症所致，多出现在术后1～3天。若术后出现手脚麻木需及时告知医护人员，进行血电解质检测，特别是血钙水平，给予对症处理。若出现低血钙可给予口服补钙，适当限制高磷饮食，抽搐发作时需立即给予葡萄糖酸钙静脉注射或滴注。

十五、 甲状腺术后引流管颜色为什么由红色变成白色？

甲状腺术后切口引流管引流出乳白色液体是行颈清时胸导管或淋巴管主要分支破损引起乳糜液溢出所致。术后发生乳糜漏予以局部压迫包扎伤口，饮食需清淡，限制脂肪摄入，如乳糜漏量大需禁食，必要时使用生长抑素或行手术治疗。

十六、 甲状腺手术后声音怎么变哑了？

甲状腺手术后声音嘶哑多是术中损伤或牵拉喉返神经所致，可给予营养神经、理疗等对症治疗，多可在1～6个月恢复，或由健侧声带代偿恢复发音。

十七、 甲状腺手术后喉咙痛怎么办？

气管插管常会引起不同程度的气道黏膜损伤，导致黏膜水肿，常有咽痛、咽干、咽异物感等不适症状，是炎症反应和气管导管刺激所致。目前甲状腺手术多采用经口气管内插管，平卧位头部后仰的手术体位以及紧邻气管的操作导致甲状腺术后咽痛的发生率高达90%，其中中度以上疼痛发生率高达50%。患者术后应多饮水，保持室内适宜的温湿度，合理给予布地奈德雾化吸入，以减轻局部黏膜充血、水肿。

十八、 切除甲状腺对人体影响大吗？

甲状腺是人体的最大的内分泌腺，具有储存和分泌甲状腺激素的功能，甲状腺激素具有促进新陈代谢和生长发育，提高中枢神经系统的兴奋性。切除甲状腺对人体的影响主要取决于剩余甲状腺合成的甲状腺素是否还能够满足人体代谢的需要，如果能够满足人体需要，则对人体没有大的影响，否则就会出现甲状腺功能低下，需要服用药物补充。

十九、甲状腺功能减退有何症状？

甲状腺功能减退的主要症状有：乏力、水肿、怕冷、体重增加、月经紊乱、脱发等。行甲状腺切除患者需加强自我监测，遵医嘱检测甲状腺功能。

二十、如何正确服用左甲状腺素片？

甲状腺素治疗的给药剂量宜从小剂量开始，逐渐加量，采用早餐前半小时一次性服药。服左甲状腺素片期间饮食及服用其他药物需注意的问题：左甲状腺素片与维生素、滋补药同服需间隔1小时，与含铁、钙食物或药物同服需间隔2小时，与奶、豆类食物同服需间隔4小时，与降胆固醇较强的药物（如考来烯胺）、降血脂药物同服需间隔12小时；用药期间需监测血糖、血钙。

二十一、漏服用左甲状腺素片该怎么办？

甲状腺癌术后应坚持每天服用左甲状腺素片，如果漏服一剂，可在第二天服用两倍的剂量。如果漏服不止一天，应坚持多天服用两倍的剂量，直到补够漏服的剂量。

二十二、口服左甲状腺素会有哪些副作用？

如果正确服用左甲状腺素片，不会出现药物副作用。左甲状腺素治疗引起的不良反应主要是过度治疗引起的甲亢症状。甲亢症状的具体症状如下：全身症状有乏力、体重下降、怕热、发热、出汗过多；中枢神经系统症状有头痛、机能亢进、神经过敏、焦虑、易怒、情绪不稳、失眠；骨骼系统症状有震颤、肌无力；心血管系统症状有心悸、心动过速、心律失常、脉搏和血压升高、心衰、心绞痛、心肌梗死、心搏骤停；呼吸系统症状有呼吸困难；胃肠道症状有腹泻、呕吐、腹部绞痛、肝功能指标升高；此外，还可出现皮肤潮红、脱发、月经不调等症状。

二十三、恶性甲状腺结节术后怎么复诊？

恶性甲状腺结节术后第1年每隔3个月复查1次，第2年每隔4～6个月复查1次，第3年每隔6个月复查1次，持续5年。复查的内容主要包括甲状腺功能和颈部B超检查。

第六节　鳃裂囊肿及瘘管

一、什么是鳃裂囊肿及瘘管？

鳃裂囊肿和瘘管是颈部常见的一种先天性畸形，由各对鳃裂未完全退化的组织发育而成，包括来源于第1鳃裂的耳颈瘘管及囊肿和第2、3、4鳃裂的颈侧瘘管及囊肿。两端均有开口者称为瘘管，仅一端开口者称为不完全瘘管（或窦道）；若两端均无开口，仅为残留于组织内的上皮腔隙，因其内有分泌物潴留，被称为囊肿。

二、形成鳃裂囊肿及瘘管的原因是什么？

鳃裂囊肿主要因为胚胎时期鳃沟或鳃囊（或亦称咽囊）发育异常引起，人类胚胎有4对明显的鳃沟和咽囊，相邻鳃沟之间的隆起称为鳃弓，共有5对；即第1、2鳃弓之间的凹陷为第1鳃沟，第2、3鳃弓之间的凹陷为第2鳃沟，如此类推。在胎发育过程中第1鳃沟形成外耳道，而第2、3、4鳃沟逐渐融合并消失。若第1～4鳃沟中任何一个鳃沟的融合过程发生异常以致闭合不全，均可形成相应的鳃裂囊肿及瘘管。

三、鳃裂囊肿及瘘管如何分类？

根据胚胎发育来源不同，分为四种类型：

1. 第1鳃裂囊肿及瘘管

较少见，由第1、2鳃弓未正常融合所致。瘘管的外瘘口多位于下颌角后下方至舌骨平面的胸锁乳突肌前缘，内瘘口位于外耳道软骨部、耳屏、乳突等处，故又称为耳颈瘘管或囊肿。瘘管与面神经关系密切且变异较大。囊肿可位于瘘管的任何部位。

2. 第2鳃裂囊肿及瘘管

多见，由第2鳃沟闭合不全引起，大多数外瘘口位于胸锁乳突肌前缘中、下1/3相交处及其附近区域，瘘管经颈阔肌下沿颈动脉鞘上行，穿越颈动脉分叉，到达腭扁桃体窝，内瘘口位于此处。囊肿多位于胸锁乳突肌前缘中1/3处。

3. 第3鳃裂囊肿及瘘管

较少见,由第3鳃沟闭合不全引起。外瘘口位于胸锁乳突肌前缘下端,瘘管经颈动脉之前入梨状窝,内瘘口位于此处。

4. 第4鳃裂囊肿及瘘管

临床极少见,由第4鳃沟闭合不全引起。外口位于锁骨上部的皮肤,内口一般开口于梨状窝或食道入口。

四、 鳃裂囊肿及瘘管有何症状表现?

鳃裂瘘管主要表现为外瘘口持续性或间歇性有分泌物溢出,部分患者觉口内有臭味,较大的完全性瘘管者,进食时有水或奶自瘘孔溢出,继发感染时可出现瘘口周围红肿疼痛,有脓性分泌物溢出,且反复发作。鳃裂囊肿患者一般无症状,可在无意中发现颈侧有一个无痛性肿块,大小不一,圆形或椭圆形,与皮肤无粘连,可活动,呈囊性感,继发感染时肿块迅速增大,局部压痛。囊肿向咽侧壁突出,可引起咽痛、吞咽困难等。

五、 鳃裂囊肿及瘘管如何治疗?

手术彻底切除囊肿及瘘管。尤其是瘘管较细或有分支者更应警惕瘘管残留及术后复发。如继发感染,先控制感染,然后再行手术。

第七节　甲状舌管囊肿及瘘管

一、什么是甲状舌管囊肿及瘘管?

甲状舌管囊肿是指在胚胎早期甲状腺发育过程中甲状舌管退化不全、不消失而在颈部遗留形成的先天性囊肿。囊肿内常有上皮分泌物聚积,囊肿可通过舌盲孔与口腔相通,而继发感染囊肿可破溃形成甲状舌管瘘。

二、形成甲状舌管囊肿及瘘管原因是什么?

正常的甲状舌管位于舌骨之前,管径1～2 mm,与舌骨前面紧密相连,不能分离。其发生始于胚胎第4周,在原始咽底壁正中线相当于第2、3对鳃弓的平面上,上皮细胞增生,形成一伸向尾侧的盲管即甲状腺原基,称甲状舌管。甲状舌管沿颈部正中线下降,直至未来气管的前方,末端向两侧膨大,形成甲状腺的左右两个侧叶。在正常情况下,到胚胎第6周,甲状舌管开始萎缩退化。甲状舌管的上段退化消失后,其起始段的开口仍残留一浅凹,称盲孔。由于某种原因第10周后甲状舌管没有消失或退化不全,残留管状结构部分因上皮分泌物积聚,可在颈前正中舌根至甲状腺的行程内形成囊肿,甲状舌管囊肿可继发感染并形成瘘,则为甲状舌管瘘。瘘管有3种形态:完全性瘘管,由盲孔直达颈部皮外;内盲管,开口于盲孔;外盲管,开口于颈部皮肤。

三、甲状舌管囊肿及瘘管有何表现?

囊肿生长缓慢呈圆形可伴有颈部胀痛、吞咽不适、咽部异物感等局部症状。若囊肿位于舌盲孔附近,可使舌根部抬高,发生吞咽、语言和呼吸功能障碍。合并感染者可表现为痛性包块或脓肿,已形成瘘者,可见窦道,窦道中有黏液或脓性分泌物流出。感染明显者可伴有发热、疲乏等全身症状。

四、甲状舌管囊肿及瘘管如何治疗?

甲状舌管囊肿应争取在感染发生前手术切除,一般手术在2岁左右施行。手术要求完整切除囊肿及瘘管,瘘管的分离应达盲孔,并切除舌骨中段。甲状舌管囊肿感染时,应待感染控制2~3个月后再行切除术。为防止术后复发,术中应:① 切除舌骨体;② 分离瘘管达盲孔;③ 全部切除囊壁;④ 全部切除瘘管,特别是舌骨以上的瘘管。

五、甲状舌管囊肿及瘘管术后会复发吗?

术后复发率为3%~5%,多数在术后1年之内复发。再次手术难度明显增大。常见复发原因:感染后手术者复发率比较高,约为7%;舌骨前面两侧残留侧支腺体、呼吸道上皮细胞、细小囊肿或其侧支与舌内唾液腺相通;甲状舌管囊肿或瘘管偏离颈中线未完全切除,也可能同时有鳃裂囊肿组织并存;甲状舌管与甲状腺粘连,甚至深入甲状腺内以致甲状舌管组织未被彻底切除。

第八节　咽旁间隙感染

一、什么是咽旁间隙感染?

咽旁间隙位于咽腔侧方的咽上缩肌与翼内肌和腮腺深叶之间,此间隙发生的化脓性感染被称为咽旁间隙感染。临床上表现为咽侧壁红肿、腭扁桃体突出,患者可有进食困难、吞咽疼痛等症状。

二、咽旁间隙感染常见致病菌有哪些?

间隙感染常为混合性细菌感染,以溶血性链球菌为主,其次为金黄色葡萄球菌,厌氧菌所致的感染少见。

三、哪些情况下会引起咽旁间隙感染?

(1) 牙源性感染:最为常见,如下颌第三磨牙冠周炎、根尖周炎、颌骨骨髓炎等。

(2) 腺源性感染:可由扁桃体炎、唾液腺炎、颌面部淋巴结炎等扩散所致。

四、咽旁间隙感染有何症状表现?

1. 局部症状

咽侧壁红肿膨隆,同侧腭扁桃体被推移突出,肿胀可波及同侧咽后壁、口底、软腭、腭舌弓和腭咽弓,腭垂推向健侧,同侧下颌角后方丰满、压痛。如伴有翼下颌间隙、颌下间隙炎症,则咽侧及颈上部肿胀明显。患者自觉有吞咽疼痛、进食困难和张口受限,若伴有喉头水肿,可出现声音嘶哑、不同程度的呼吸困难和进食呛咳。

2. 全身症状

咽旁间隙感染严重可波及翼颌、颞下、舌下及颌下间隙,向上可引起颅内感染,向下可波及纵隔。感染可随血液循环扩散至全身,患者可出现发热、寒战等症状。

五、 咽旁间隙感染该怎么治疗?

(1)脓肿形成前,予以药物治疗,主要为消炎抗菌类药物,如头孢曲松、甲硝唑等。

(2)脓肿形成后,需立即行切开引流,切开引流的途径有口内和口外两种,同时进行全身药物治疗,增强患者抗感染能力。

六、 怎样预防咽旁间隙感染?

咽旁间隙感染的预防可从日常生活入手,如在运动时注意保护咽部,防止意外创伤,积极治疗相邻组织疾病等。

(1)经常锻炼,增强营养,提高机体免疫力和抗感染能力。

(2)勤洗手洗脸,保持手部与面颈部的清洁与卫生,防止细菌感染。

(3)注意对咽部的保护,咽部损伤时立即就医检查。

(4)接种流感疫苗,积极治疗感冒、智齿冠周炎等疾病,防止咽部受影响。

第九节　颈部蜂窝织炎

一、 什么是颈部蜂窝织炎?

颈部蜂窝织炎是颈部疏松结缔组织的一种急性弥漫性化脓性炎症。其特点是病变与周围组织无明显界限,不易局限,病变可迅速弥漫扩散,尤其是溶血性链球菌引起的急性蜂窝织炎,由于链激酶和透明质酸酶的作用,病变更易扩展。常见症状有:自觉吞咽疼痛、进食困难、张口受限、声音嘶哑等。常见的病因是下颌智齿冠周炎、腭扁桃体炎和相邻间隙感染的扩散。

二、 形成颈部蜂窝织炎的病因和发病机制是什么?

1. 发病原因

咽部、扁桃体及牙龈等邻近组织急性炎症的扩散,或经血液循环、淋巴途径进入咽旁间隙而致化脓性感染。

2. 发病机制

■ 局部炎症:一般是通过局部化脓性感染灶直接扩散所引起的,常见如口腔、咽喉等一些急性炎症。

■ 血性传播:经过血液循环或者是亲密接触传播,为了避免颈部蜂窝织炎的发生,要保持良好的生活习惯。

三、颈部蜂窝织炎的主要致病菌有哪些?

致病菌主要是溶血性链球菌,其次是金黄色葡萄球菌,少数为厌氧菌。

溶血性链球菌的致病性,往往与人体防御能力降低、变态反应、感染细菌数量有关,同时与其产生毒素及酶类关系密切。金黄色葡萄球菌会诱发疾病——蜂窝织炎的发生。一些厌氧菌也会引起患者发生颈部蜂窝织炎。由于该病与周围组织一般没有明显的界线,所以病变往往会迅速地弥漫和扩散。

四、颈部蜂窝织炎严重吗? 会有什么危害?

颈部浅表的蜂窝织炎,局部有明显的红肿热痛,病变迅速扩大,周围正常组织无明显分界,病变中央部分常因缺血发生坏死。颈部深在蜂窝织炎,局部红肿多不明显,但全身症状明显,有高热、寒战、头痛、全身无力等,病变严重时可发生喉头水肿,压迫气管造成呼吸困难甚至窒息,炎症向下扩大可引起纵隔炎或纵隔脓肿。若治疗不及时,可出现中毒性休克或脓毒血症,危及患者生命。这些都是比较凶险的情况,应及时就医,根据病因进行有效的控制。

五、颈部蜂窝织炎如何治疗?

1. 局部治疗
热敷、中药外敷或理疗。

2. 全身治疗
■ 注意休息,加强营养。

■ 积极有效的抗生素治疗:使用细菌敏感的抗生素。

3. 手术治疗
已形成脓肿者应及时切开排脓,促进脓液引流。

六、颈部蜂窝织炎患者同时患有糖尿病该如何处理?

及时监测血糖,同时给予足量有效抗生素控制感染。对于糖尿病患者合并蜂窝织炎的,首先要用胰岛素控制血糖,空腹血糖4.4～6.1 mmol/L,非空腹血糖在4.4～8 mmol/L,建议在内分泌科医生指导下进行治疗。

七、 颈部蜂窝织炎的患者和家属该注意哪些?

(1)发热期间,忌酒类及辛辣刺激性食物如牛羊肉、辣椒之类,以免加重病情。恢复期忌食油炸、炒烩、熏烤食品和芳香调料等,多吃水果蔬菜,补充维生素。

(2)注意控制血糖,注意皮肤与衣被的清洁,预防再次感染。

(3)禁止吸烟。

第十节　颈部手术功能训练

一、 颈部手术前如何进行颈部放松训练?

1. 颈部前屈

端坐位,尽量选择有靠背的座椅,颈部和上半身保持中立位,颈部缓慢前屈至极限角度,在末端维持5秒为一次。10次/组,2～3组/天。

2. 颈部后伸

端坐位,颈部和上半身保持中立位,颈部缓慢后仰至极限角度,在末端维持5秒为一次。10次/组,2～3组/天。

3. 颈部侧曲

将头部缓慢偏向左侧,左耳贴近左肩,让右侧颈部伸直后,停留5秒。再缓慢偏向右侧,右耳贴近右肩,让左边颈部伸直后,停留5秒为一次。10次/组,2～3组/天。

4. 颈部旋转

端坐位,颈部和上半身保持中立位,(以向一侧旋转为例)使头水平旋转至极限角度,在末端维持5秒为一次。10次/组,2～3组/天,如图4.5所示。

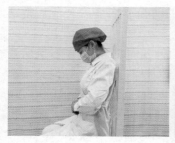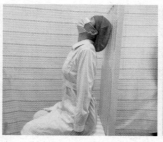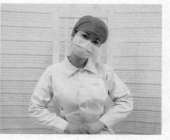

图 4.5　颈部放松训练

二、颈部手术前如何进行轴式翻身训练?

注意保持脊椎平直,维持脊椎正常生理弯度,避免由于躯干扭曲,引起脊柱损伤。翻身角度不可超过 60°。翻身运动首先从仰卧位转向侧卧位,可使颈部进行稍稍屈曲和回旋活动。再从侧卧位转向俯卧位,这一过程与前一活动过程相反,呈现稍稍伸展活动,并借助于躯干的回旋活动完成翻身动作。

三、颈部手术后为何要早期进行功能锻炼?

颈部手术切口一般 6 小时开始愈合,此时成纤维细胞出现,并通过纤维蛋白逐渐填充切口附近的组织,72 小时达到填充高峰,此后在切口处形成新生组织即瘢痕组织,患者可触摸到僵硬的索状组织,该瘢痕组织还未完全定型,在数量和质量上会根据患者的情况进行调整。早期功能锻炼对于瘢痕组织的调整和颈部功能恢复非常重要。通过局部功能锻炼能促进血液循环,最大限度地训练颈部剩余肌群功能,减少颈部瘢痕组织形成及瘢痕组织挛缩,避免颈部僵硬麻木,促进机体正常功能康复。

四、颈部手术后如何进行功能训练?

肩颈部康复训练方法分为三个阶段进行:

第一阶段(术后 24 小时至拆线):保护性康复训练,以肩关节小范围活动为主。目的是消肿、镇痛和减轻炎症反应,预防挛缩和粘连。具体方法如下:

■ 术后 24 小时至引流管拔除,患侧手握拳或弹力橡胶圈,每 2 小时锻炼 5~10 分钟。

■ 术后引流管拔除至拆线进行被动活动,健侧手握住患侧手腕,弯曲肘关节,每 2 小时屈肘 20~30 次。

第二阶段(拆线至术后 3 个月):运动功能恢复训练,进行日常活动练习和肩关

节灵活性、协调性训练,目的是在不增加疼痛和肿胀的前提下恢复肩关节正常活动,减轻肌肉萎缩,预防并发症。具体方法如下:

■ 拆线至术后1个月增加颈部锻炼,颈部:前屈、后仰及左右侧弯;左右旋转顺序是:前—左—后—右,再反向旋转。进行上肢举高练习,肘部自然抬高并保持颈部直立,每次上肢抬高的位置不低于上一次,并用患侧手梳头、刷牙、洗脸,10次/组,4组/日。

■ 术后1个月至术后2个月,练习做划船动作,并练习肩关节前屈、耸肩、后展,每个动作停留20~30秒,10次/组,4组/日。

■ 术后2~3个月,肩关节大范围活动,包括手臂平举、上举、后展,每个动作停留20~30秒,另配合精细动作,如用患侧上肢穿衣、扣纽扣、翻书及开关收音机等,10次/组,4组/日。

第三阶段(术后3个月以后):增强肌力的康复训练,增加肩关节主动活动范围和抗阻训练,目的是促进患者的全面康复。除继续第二阶段练习外,进行力量练习,提举重物并保持手臂垂直或水平,每个位置停留20~30秒,10次/组,4组/日。

(1)耸肩运动(上斜方肌):坐着或站着将一只手臂悬挂在躯干的一侧,肘部伸展,举一个1千克的哑铃。将肩胛骨抬高至最大点,保持盂肱关节和肘关节伸直的位置。

(2)水平内收和屈曲(中斜方肌):坐立时肩前屈90°,肘前屈90°。手腕在中立,手握拳。手臂向上抬起,肩内收和屈曲穿过身体。

(3)侧卧外旋(中斜方肌、下斜方肌):侧卧,手臂放在身体两侧,肘关节弯曲90°,肩关节外旋。

(4)举高臂(下斜方肌、中斜方肌):俯卧,肩部水平外展125°,肩关节外旋,肘部伸展抬起手臂。

(5)单臂划船(中斜方肌、下斜方肌):站立,对侧手放在桌子上,对侧腿向前弓步,躯干前倾45°。同侧手拿1千克的哑铃,肘部伸展。将哑铃拉至肩下肋的水平。

(6)俯卧撑(下斜方肌、前锯肌):坐位,双脚在地板上,双侧手臂放在身体两侧,手掌放在长凳上,手指向前。伸直手臂,把身体抬起来。

(7)墙滑(前锯肌):站立,手和前臂尺侧置于壁上,肘关节屈曲90°,腕关节中立位。主脚在墙的底部向前迈一步。进行双侧手臂上下滑动。

(8)反肩胛骨飞行锻炼(中斜方肌、下斜方肌、前锯肌):在坐或站时双手并拢,将手臂举过头顶。然后双手放在头后,拉近双侧肩胛骨,将双臂举过头顶。最后把手臂放回躯干的前面。

参考文献

［1］ 耿小凤,田梓蓉.耳鼻咽喉头颈外科专科护理[M].北京:人民卫生出版社,2021.

［2］ 韩杰,席淑新.耳鼻咽喉头颈外科护理与操作指南[M].北京:人民卫生出版社,2019.

［3］ 田勇泉.耳鼻咽喉头颈外科学[M].9版.北京:人民卫生出版社,2018.

［4］ 韩东一,肖水芳.耳鼻咽喉头颈外科学[M].北京:人民卫生出版社,2016.

［5］ 薛贵芝,张标新.耳鼻咽喉头颈外科健康促进手册[M].合肥:中国科学技术大学出版社,
2021.

［6］ 王春燕,王烁.急性会厌炎不良预后的危险因素分析[J].中华急诊医学杂志,2016,25(7):
915-919.

［7］ 中华医学会儿科分会呼吸学组睡眠协作组,《中华实用儿科杂志》编辑委员会.无创正压
通气治疗儿童阻塞性睡眠呼吸暂停综合征专家共识:草案[J].中华实用儿科临床杂志,
2016,31(19):1451-1455.

［8］ 中国医师协会呼吸医师分会睡眠呼吸障碍工作委员会,"华佗工程"睡眠健康项目专家委
员会.成人阻塞性睡眠呼吸暂停低通气综合征远程医疗临床实践专家共识[J].中华医学
杂志,2021,101(22):1657-1664.

［9］ 王燕,屈季宁,周涛,等.嗓音训练治疗声带小结的临床疗效观察[J].听力学及言语疾病杂
志,2021,29(4):441-443.

［10］ 中华医学会病理学分会头颈疾病学组.喉癌前病变及浸润癌病理诊断专家共识:2022版
[J].中华病理学杂志,2022,51(6):481-487.

［11］ 李晓明.喉癌外科手术及综合治疗专家共识[J].中华耳鼻咽喉头颈外科杂志,2014,
49(8):620-626.

［12］ 张华,牟亚魁,柳忠禄,等.多学科协作下加速康复外科理念在喉癌手术中的应用[J].中华
耳鼻咽喉头颈外科杂志,2021,56(3):221-228.

［13］ 张英,王玉兰,王磊,等.人文关怀护理在睡眠监测检查中的应用[J].中国急救医学,2016,
36(s1):313-314.

［14］ 杨雪蓝,张咏梅,彭峥嵘,等.扁桃体手术病人疼痛干预措施的最佳证据总结[J].护理研
究,2021,35(23):4157-4162.

［15］ 汪蕾,陈鹏,张清秀.饮食指导在小儿低温等离子扁桃体切除术后出血中的应用[J].中国
当代医药,2021,28(23):266-269.

［16］ 刘瑜,周春兰,周君桂,等.长期气管切开患者气管套管更换护理策略的证据总结[J].解放
军护理杂志,2021,38(4):66-69.

［17］ 邢利英.阶段式康复护理在喉癌喉部分切除术后患者吞咽功能训练中的应用效果[J].中

国全科医学,2021,24(S1):177-180.

[18] 金晓婷,田梓蓉,李秀雅,等.喉切除患者吞咽障碍评估及康复训练的研究进展[J].中华现代护理杂志,2020(6):701-706.

[19] 张惠荣,李会琴,张丹,等.咽喉肿瘤术后患者出院培训指导的效果评价[J].中国护理管理,2015,15(2):230-233.

[20] 付雪萍,周鑫,唐嗣泉,等.111例甲状舌管囊肿及瘘管临床分析[J].中国耳鼻咽喉头颈外科,2021,28(9):579-580.

[21] 张滢滢,王海芳,钮美娥,等.吞咽障碍患者嗓音评估与训练的研究进展[J].中华护理杂志,2019,54(6):940-944.

[22] 石美琴,归纯漪,吴建芳,等.全喉切除Ⅱ期发音纽植入术患者的围手术期护理[J].护理学杂志,2022,37(8):31-33.

[23] 刘懿霆,沙骥超,朱冬冬,等.英国鼻科学会鼻出血多学科治疗指南及共识解读[J].临床耳鼻咽喉头颈外科杂志,2019,33(11):1022-1026.

[24] 谷庆隆,高兴强,罗征秀,等.儿童鼻出血诊断与治疗:临床实践指南:2021年[J].中国实用儿科杂志,2021,36(10):721-724.

[25] 俞雪飞.鼻腔填塞物抽取时突发晕厥的原因分析及护理[J].中华护理杂志,2016,51(7):808-810.

[26] 中华耳鼻咽喉头颈外科杂志编辑委员会鼻科组,中华医学会耳鼻咽喉头颈外科学分会鼻科学组.中国变应性鼻炎诊断和治疗指南:2022年,修订版[J].中华耳鼻咽喉头颈外科杂志,2022,57(2):106-129.

[27] 叶茂鑫,刘传合,沙莉,等.过敏性鼻炎儿童发生支气管哮喘的影响因素分析[J].中国学校卫生,2021,42(9):1302-1305,1310.

[28] 陈吉,孙月,高亚,等.慢性鼻窦炎指南的评价与内容分析[J].中国全科医学,2020,23(13):1583-1591.

[29] 李文君,蒋仁莲,吴修建,等.舒适训练联合纳吸棉在慢性鼻-鼻窦炎手术加速康复外科中的应用[J].护理研究,2020,34(6):1006-1009.

[30] 侯军才,赵艳庚.鼻腔冲洗方式对慢性鼻-鼻窦炎鼻内镜术后鼻腔粘连的影响[J].中国耳鼻咽喉头颈外科,2021,28(10):650-652.

[31] 周兵.慢性鼻窦炎围手术期处理意义的再认识[J].临床耳鼻咽喉头颈外科杂志,2016,30(16):1261-1265.

[32] 中华医学会超声医学分会浅表器官和血管学组,中国甲状腺与乳腺超声人工智能联盟.2020甲状腺结节超声恶性危险分层中国指南:C-TIRADS[J].中华超声影像学杂志,2021,30(3):185-200.

[33] 国家儿童医学中心,国家儿童肿瘤监测中心,中华医学会小儿外科学分会,等.中国儿童甲状腺结节及分化型甲状腺癌专家共识[J].中华实用儿科临床杂志,2020,35(20):1521-1530.

[34] 上海市医学会超声医学分会介入学组,上海市社会医疗机构协会超声医学分会介入与重

症超声专业委员会.超声引导下甲状腺结节细针穿刺细胞学检查实践指南(2019版)[J].中华超声影像学杂志,2020,29(5):369-383.

[35] 中华医学会核医学分会.¹³¹I治疗分化型甲状腺癌指南(2021版)[J].中华核医学与分子影像杂志,2021,41(4):218-241.

[36] 宋聪颖,张琴,陆远强.重视和规范食道异物的急诊处置[J].中华危重症医学杂志(电子版),2021,14(3):177-179.

[37] 陈彦球,成琦,窦训武,等.中国儿童气管支气管异物诊断与治疗专家共识[J].中华耳鼻咽喉头颈外科杂志,2018,53(5):325-338.

[38] 中国医师协会儿科医师分会儿童耳鼻咽喉专业委员会,中国妇幼保健协会儿童变态反应专业委员会.儿童上气道炎症性疾病联合治疗专家共识[J].中国实用儿科杂志,2021,36(12):897-903.

[39] 钟南山,沈华浩,申昆玲,等.上-下气道慢性炎症性疾病联合诊疗与管理专家共识[J].中华医学杂志,2017,97(26):2001-2022.

[39] 贾岩峰,刘吉祥.非洲加蓬地区耵聍栓塞的临床特征分析[J].中华耳科学杂志,2019,17(5):732-736.

[40] 廖光美,柴向华,张淑贤.回顾性分析硬性耳内镜下取耵聍110例[J].中国内镜杂志,2018,24(4):108-110.

[41] 徐继峰,李巍.耳内镜鼓膜修补术后并发耳郭软骨膜炎2例并文献复习[J].中国耳鼻咽喉颅底外科杂志,2021,27(2):222-225.

[42] 艾建伟,徐景利,盖建青,等.中药除湿丸联合耳净散内外合治外耳湿疹的疗效评价[J].中华耳科学杂志,2017,15(4):471-474.

[43] 陈晓霞,黄宇娟,陈泽华,等.新式耳道冲洗器在耵聍栓塞需外耳道冲洗的门诊患者中的应用[J].护理实践与研究,2017,14(23):77-78.

[44] 方秀玲,林功标,林伟,等.103例外耳道真菌病的诊疗分析[J].中华耳科学杂志,2019,17(5):727-731.

[45] 张婉容,蔡伟伟,梁健刚,等.针刺疗法对突聋患者生活质量及焦虑抑郁状态的影响[J].中华耳科学杂志,2020,18(6):1060-1065.

[46] 杨博,张芳,杨宁,等.耳源性脑脓肿14例临床分析[J].中国耳鼻咽喉头颈外科,2019,26(10):548-552.

[47] 余力生,杨仕明,王秋菊,等.耳鸣的诊断与治疗[J].临床耳鼻咽喉头颈外科杂志,2022,36(5):325-334.

[48] 汤清华,胡菲.先天性小耳畸形耳再造术后并发症发生原因及影响因素分析[J].四川解剖学杂志,2020,28(4):114-115.

[49] 丁忠家,陈俊,王音.先天性小耳畸形合并耳后骨膜下脓肿7例的临床分析[J].临床耳鼻咽喉头颈外科杂志,2021,35(11):1014-1017.

[50] 朱亚兰.先天性小耳畸形耳郭再造成形术的护理体会[J].当代临床医刊,2021,34(2):73,61.

[51] 赵伟,李乐,王舒.耳郭矫形器非手术矫正新生儿先天性耳郭畸形的应用及护理[J].中国医疗美容,2020,10(4):81-84.

[52] 于慧前,李华伟,李庆忠.2020版梅尼埃病临床实践指南解读[J].临床耳鼻咽喉头颈外科杂志,2021,35(5):385-390.

[53] 董美,宋颖慧,孙素芬,等.梅尼埃病相关基因研究及应用进展[J].中华耳科学杂志,2022,20(2):354-359.

[54] 陈倩,郑芸.低盐、无乳饮食及咖啡因、酒精对梅尼埃病的影响[J].中国听力语言康复科学杂志,2022,20(2):124-125.

[55] 王海霞,潘黎静,蒋赛珍,等.难治性梅尼埃病患者术后生活质量观察[J].中华耳科学杂志,2022,20(1):55-60.

[56] 刘艳丽,宋海涛.耳石症手法复位中的常见问题分析[J].中国社区医师,2021,37(29):44-45.

[57] 张淼,洪梦迪,王青森,等.低龄人工耳蜗植入患者术后开机时间的初步探讨[J].中国听力语言康复科学杂志,2018,16(3):237-240.

[58] 冀飞,何雅琪.听力损失分级及平均听阈的应用[J].中国听力语言康复科学杂志,2021,19(3):227-231.

[59] 崔珑,辛文君,党攀红,等.LDLR基因多态性与突发性耳聋易感性的关联性分析[J].中国耳鼻咽喉颅底外科杂志,2018,24(1):7-12,16.

[60] 张天宇,傅窈窈,郭英,等.先天性耳廓畸形的分类、分型及分度进展[J].中华耳鼻咽喉头颈外科杂志,2021,56(8):871-875.

[61] 吴均春,陈蔚华,蓝琼,等.OSAHS儿童扁桃体腺样体切除术后免疫功能影响的临床研究[J].中外医学研究,2021,19(23):1-5.